TRAITEMENT

DU

GOITRE KYSTIQUE

PAR LE

DRAINAGE CAPILLAIRE

PAR

Le Dr H. BOUZOL

EX-INTERNE DES HOPITAUX DE LYON

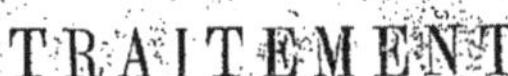

PARIS

A. DELAHAYE, LIBRAIRE-ÉDITEUR

Place de l'École de Médecine

1880

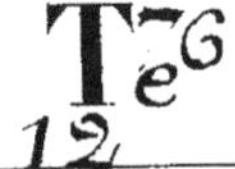

TRAITEMENT

DU

GOITRE KISTIQUE

PAR LE

DRAINAGE CAPILLAIRE

TRAITEMENT

DU

GOITRE KYSTIQUE

PAR LE

DRAINAGE CAPILLAIRE

PAR

Le Dr H. BOUZOL

EX-INTERNE DES HOPITAUX DE LYON

PARIS

A. DELAHAYE, LIBRAIRE-ÉDITEUR

Place de l'École de Médecine

1880

INTRODUCTION

Pendant notre internat dans les hôpitaux, nous avons eu la bonne fortune de voir M. D. Mollière, chirurgien en chef désigné de l'Hôtel-Dieu, opérer un certain nombre de goîtres kystiques par un procédé entièrement nouveau.

L'extrême simplicité du manuel opératoire, l'absence d'accidents et la perfection des résultats obtenus frappèrent, dès le début, notre attention et nous inspirèrent l'idée de ce travail

Nous avons été encouragé dans cette voie par notre excellent maître, M. D. Mollière, qui, depuis deux ans, nous a présenté beaucoup de malades traités avec succès par son procédé. Chez tous, les suites de l'opération avaient été très simples, exemptes de complications et le résultat définitif était véritablement merveilleux.

Ce sont les observations détaillées de ces malades que nous avons l'intention de rapporter ici. Nous les ferons précéder d'une étude rapide des diverses méthodes employées jusqu'à ce jour par les chirurgiens pour la cure du goître kystique. Nous espérons rendre ainsi, par comparaison, bien évidente la supériorité du procédé que nous nous proposons de faire connaître.

Nous diviserons notre sujet en quatre parties :

Dans la première, nous indiquerons en quelques mots les principaux caractères anatomo-pathologiques des différents kystes thyroïdiens.

La seconde sera consacrée à l'exposition et à la critique des nombreux procédés successivement employés pour le traitement des goîtres kystiques.

La troisième aura pour but la description du procédé de M. D. Mollière et l'énumération des avantages qu'il présente.

La quatrième comprendra un exposé des faits cliniques.

Enfin nous terminerons en formulant nos conclusions.

Avant d'entrer en matière, nous tenons à remercier tout particulièrement M. D. Mollière qui nous a fourni les éléments de ce travail et ne nous a pas ménagé ses conseils autorisés.

Nous devons aussi exprimer toute notre gratitude à notre maître, M. le professeur Desgranges, qui nous a procuré des documents précieux tirés de sa pratique ; à M. Cordier, chirurgien en chef désigné de l'Antiquaille, et à M. Vincent, qui ont bien voulu nous communiquer des observations personnelles.

MM. les docteurs Peillon et Gouilloud ont également droit à notre reconnaissance.

CHAPITRE Ier.

Anatomie pathologique.

L'anatomie pathologique des goîtres kystiques est une question complexe et difficile. En l'abordant ici, notre intention n'est pas d'en faire une étude complète et détaillée, mais d'esquisser à grands traits les principaux caractères macroscopiques des divers kystes thyroïdiens, en nous plaçant surtout à un point de vue clinique.

Dans tout goître kystique on peut considérer deux parties : le *contenant* et le *contenu*. Nous allons examiner successivement l'une et l'autre.

I. *Contenant*. — A ce point de vue, nous établirons deux grandes catégories de kystes : les *uniloculaires* et les *multiloculaires*.

Les premiers présentent eux-mêmes à considérer deux variétés, d'après la disposition des parois. Celles-ci sont en effet tantôt anfractueuses, tomenteuses, hérissées de bourgeons charnus et renferment un liquide hématique ; tantôt elles sont régulières, lisses, à contenu séreux, rappelant par leur aspect la tunique vaginale.

Dans tous les cas, ces parois sont constituées presque toujours par un tissu cellulo-fibreux, et on trouve dans leur épaisseur même une assez grande quantité de kystes très petits, dont l'inflammation successive rend très longue la cicatrisation de la poche. Cette disposition anatomique montre qu'il ne faut pas chercher la guérison trop prompte de ces kystes thyroïdiens, et qu'il est prudent, si l'on veut éviter des accidents, de laisser la cavité kystique ouverte pendant un certain temps. La présence de ces petits kystes intrapariétaux nous explique aussi pourquoi, chez les malades traités, par exemple, par le drainage capillaire, la pression de la tumeur fait sourdre quelquefois, à travers l'un des orifices du séton, un peu de pus, alors qu'il n'en reste plus une seule goutte dans l'intérieur même de la poche.

L'existence d'un revêtement épithélial à la surface interne des kystes thyroïdiens est encore problématique. Bach (1) l'admet ; un certain nombre d'autres auteurs sont moins affirmatifs ; quelques-uns même se prononcent pour la négative.

Les parois des goîtres kystiques, quelle que soit d'ailleurs la variété de ces derniers, présentent une disposition anatomique dont l'importance n'a pas échappé aux auteurs qui se sont occupés de la question. Ces parois sont en effet toujours beaucoup plus minces en arrière qu'à la partie antérieure. « J'ai remarqué, dit Bach (2), que la paroi de la poche était presque toujours mince comme une feuille de papier en arrière et surtout moins résistante. » Cette particularité avait également frappé le professeur Valette. « En avant, fait observer ce chirurgien (3), le kyste est arrondi, ses parois ont une épaisseur qui varie, mais qui est en général assez grande ; il n'en est pas habituellement *de même en arrière.* » Nous

(1) *Anat. path. du goître kystique.* Mém. de l'Ac. de méd. xix.
(2) Bach., loc. cit.
(3) Leçons de clinique chirurg.

verrons plus tard, en abordant le terrain de la clinique,
les graves conséquences que peut entraîner, dans certains cas, cet amincissement de la paroi postérieure de
la poche kystique.

Les kystes *multiloculaires* peuvent aussi être rangés
en deux groupes principaux :

Dans le premier rentrent ceux dont les loges commu-
niquent plus ou moins largement entre elles ; le second
comprend les goîtres qui sont constitués par des poches
multiples, séparées par des cloisons épaisses ou même
siégeant dans des lobes tyroïdiens différents ; ces derniers mériteraient véritablement le nom de *kystes multiples*. Il faut, au point de vue thérapeutique, les attaquer
successivement et pratiquer une double ou une triple
opération.

Les kystes multiloculaires appartenant au premier
groupe sont surtout intéressants à étudier, à cause des
prolongements qu'ils peuvent présenter. Ces derniers
s'effectuent suivant trois directions principales :

1° Du côté de la carotide primitive, en passant au-
dessous du sterno-cleido-mastoïdien qu'ils débordent
très souvent en dehors pour faire saillie dans le creux
sus-claviculaire. Dans ces conditions, la tumeur est, la
plupart du temps, soulevée par des battements qui, dans
quelques circonstances, ont pu faire songer à un véritable anévrisme. Outre les organes profonds du cou, cette
tumeur peut, en dedans, comprimer les parties latérales
de la trachée, le récurrent et l'œsophage lui-même, ce
qui explique la plupart des symptômes fonctionnels dont
se plaignent les malades porteurs de goîtres de cette

nature. On conçoit avec quelle prudence le chirurgien doit attaquer de pareils prolongements.

2° Du côté des glandes salivaires. Ce prolongement supérieur, rare d'ailleurs, n'est embarrassant qu'au point de vue du diagnostic.

3° Du côté de la poitrine. C'est le prolongement rétro-sternal ou intra-thoracique dont l'importance n'a pas besoin d'être démontrée. Le kyste se trouve alors en rapport, grâce à ce prolongement inférieur, avec les voies aériennes qu'il peut comprimer, avec les troncs brachio-céphaliques artériel et veineux. Quelquefois même, lorsqu'on pratique l'ouverture par les caustiques, le chirurgien, en glissant son doigt derrière le sternum, arrive à sentir les battements de la crosse aortique. On comprend sans peine combien il est dangereux d'entreprendre la destruction de ce prolongement inférieur avec les caustiques.

Quelles que soient la nature du kyste et la disposition de ses parois, celles-ci peuvent, avec le temps, subir la transformation cartilagineuse ou même calcaire. On trouve alors, entre les diverses couches du tissu cellulo-fibreux qui constitue les parois, des éléments cartilagineux ou calcaires, parfois même des lamelles de tissu osseux parfaitement organisé.

Il nous a été donné d'observer chez plusieurs malades l'incrustation calcaire dont nous venons de parler. Dans un cas que nous rapporterons plus loin, M. D. Molliére a pu pêcher, pour ainsi dire, avec les crins, plusieurs petites pierres thyroïdiennes.

Nous avons constaté aussi la dégénérescence osseuse de la coque kystique chez une malade qui était entrée à l'Hôtel-Dieu, le 29 juillet 1879, pour un goître suffocant. Les accidents asphyxiques devenant de jour en jour plus menaçants, on se décida à pratiquer la trachéotomie avec le thermo-cautère. Mais le chirurgien ayant, contre son attente, ouvert un kyste thyroïdien, et la malade se trouvant soulagée après l'évacuation du contenu de la poche, on ne poursuivit pas plus loin l'opération. Les jours suivants, des lavages phéniqués furent pratiqués dans la cavité kystique et détachèrent, à plusieurs reprises, des parcelles osseuses. Malgré tous les soins qui lui furent prodigués, la malade succomba trois semaines environ après l'ouverture du kyste. A l'autopsie, on trouva les parois de ce dernier tapissées dans toute leur étendue par un revêtement osseux avec pointes et stalactites.

II. *Contenu.* — Considérés sous ce rapport, les kystes thyroïdiens doivent être divisés en deux grandes classes :

1° Les *kystes hématiques ;*
2° Les *kystes séreux.*

Les premiers renferment un liquide sanguin plus ou moins altéré, offrant des colorations variées, depuis la teinte rouge vermeil du sang normal jusqu'à celle du café au lait. Ces kystes présentent eux-mêmes, au point de vue de leur origine, trois variétés principales.

La première comprend les kystes sanguins proprement dits, c'est-à-dire ceux dans lesquels on trouve du sang pur, rutilant. Ils se développent aux dépens des vaisseaux du corps thyroïde, principalement des veines et des capillaires ; ce sont de véritables poches anévrismales.

Dans la seconde variété sont rangés les kystes hématiques qui surviennent à la suite *d'apoplexies thyroï-*

diennes. Ces épanchements sanguins dans l'intérieur d'un corps thyroïde hypertrophié ne sont pas très rares ; mais tantôt ils se résorbent rapidement sans laisser de traces, tantôt ils se transforment en véritables kystes hématiques, suivant un mécanisme encore discuté. Pour Bach, la fibrine du sang se séparerait de la partie séreuse et irait contribuer à former, avec le tissu condensé de la glande, les parois de la poche. Broca (1), au contraire, pense, avec la plupart des auteurs, que le sang épanché refoule par compression les éléments du corps thyroïde et qu'il se fait, autour de cette collection sanguine, un travail inflammatoire dont la conséquence est la formation d'une fausse membrane. Celle-ci s'organise ensuite et constitue une véritable coque kystique. Il se passerait là des phénomènes un peu analogues à ceux qu'on constate quelquefois à la suite des hémorrhagies cérébrales.

Nous avons eu tout récemment l'occasion d'observer dans le service de M. D. Mollière un cas d'apoplexie thyroïdienne. Dans ce fait, l'épanchement sanguin s'est résorbé en totalité dans l'espace de quelques semaines. Voici d'ailleurs l'observation détaillée de la malade :

Marie D..., dévideuse, 47 ans, entre le 10 octobre 1880, salle St-Paul, n° 8.

Cette malade jouit ordinairement d'une bonne santé. Elle est encore réglée ; mais, depuis 5 mois, le flux menstruel est très peu abondant. Elle porte depuis longtemps un petit goître qui ne lui a jamais occasionné le moindre malaise. La semaine dernière, au moment de l'époque

(1) *Traité des tumeurs.*

menstruelle; elle ressentit une douleur assez vive au niveau de la région thyroïdienne et vit tout à coup son goître augmenter considérablement de volume.

A son entrée, on constate une tuméfaction très notable du corps thyroïde. Pas de rougeur de la peau, pas de fluctuation; ni souffle, ni battements dans la tumeur.

On laisse la malade en expectation, en lui recommandant le repos. En deux ou trois jours, les symptômes locaux diminuent très sensiblement.

14 octobre. — Fièvre, — inappétence. — La malade accuse des douleurs dans les articulations tibio-tarsiennes et dans celles des genoux. — Salicylate de soude.

20 octobre. — Plus de douleurs articulaires. Un peu de toux et de dyspnée. — Rien de particulier à l'auscultation des poumons. Un peu d'amaigrissement. — Appétit conservé.

23 octobre. — On ponctionne la tumeur thyroïdienne avec un trocart fin de l'appareil Dieulafoy. On en retire un liquide, brunâtre, mélange de sang et d'un peu de sérosité. — Pansement listérien. — Tout se passe sans accident ; la tumeur diminue progressivement de volume et finit par disparaître complètement au bout de quelques jours.

2 novembre. — Il ne reste plus qu'un petit noyau, moins gros, au dire de la malade, que le goître qu'elle portait depuis de longues années.

A la troisième variété appartiennent les *kystes hématiques secondaires*, ainsi désignés parce qu'ils succèdent à des kystes séreux. La transformation a lieu toutes les fois que, sous l'influence d'un effort, d'un traumatisme ou même spontanément, il se produit une rupture vasculaire et une hémorrhagie dans une poche à contenu séreux. Un grand nombre d'hématocèles vaginales reconnaissent une origine analogue.

Dans les deux dernières variétés de kystes hématiques que nous venons de signaler, il se forme presque toujours dans l'intérieur même de la poche, des grumeaux fibrineux avec lesquels le chirurgien aura constamment à lutter, lorsqu'il traitera ces kystes par le drainage capillaire.

Les *kystes séreux* contiennent un liquide limpide, transparent, le plus souvent citrin, tout à fait semblable à celui des hydrocéles vaginales. Lorsqu'on attaque des goîtres de cette nature avec les caustiques, l'inflammation fait presque toujours subir à ce liquide une modification, elle en amène la coagulation et le transforme en une masse gélatineuse, essentiellement putrescible, qu'on doit évacuer avec soin dès l'ouverture de la poche, si l'on veut se mettre à l'abri des accidents multiples que pourrait déterminer l'exposition à l'air de ce liquide solidifié

Nous verrons ultérieurement qu'avec le drainage capillaire l'écoulement du liquide s'opère avec lenteur, insensiblement et avant que l'inflammation ait pu en changer la nature.

D'après la plupart des auteurs, les kystes séreux reconnaissent pour origine le développement anormal d'un certain nombre de follicules qui finissent le plus souvent par communiquer les uns avec les autres et par constituer une cavité unique dans l'épaisseur même du corps thyroïde.

Nous avons indiqué précédemment, en quelques mots, les rapports profonds des kystes thyroïdiens. Superficiellement, ces tumeurs sont recouvertes par les muscles sterno-mastoïdiens , sterno-hyoïdiens et sterno-throïdiens, par l'aponévrose cervicale superficielle, le peaucier et la peau. — La veine jugulaire antérieure rampe aussi très souvent à la surface des goîtres kystiques et doit être évitée, à tout prix, lorsqu'on pratique la ponction de ces derniers.

CHAPITRE II

Exposition et critique des diverses méthodes

Les divers procédés chirurgicaux employés jusqu'à ce jour pour le traitement, du goître kystique peuvent être rangés en deux grandes catégories : les uns ont pour but de déterminer la guérison sans produire la suppuration et sans permettre le contact de l'air avec la cavité kystique, c'est la *méthode sous-cutanée*. Avec les autres, on cherche à faire disparaître la tumeur soit en la détruisant directement, soit en faisant suppurer pendant longtemps la face interne de la poche, sans se préoccuper de l'accès de l'air dans la cavité kystique ; l'ensemble de ces derniers procédés constitue la *méthode à ciel ouvert*.

Dans la méthode sous-cutanée rentrent la ponction simple et la ponction suivie d'injection iodée.

La méthode à ciel ouvert comprend le séton ordinaire, le drainage chirurgical, l'incision, l'excision, la cautérisation et enfin l'extirpation.

La méthode sous-cutanée présente des avantages incontestables. On obtient généralement avec elle des guérisons rapides, sans altération de l'état général et sans cicatrice consécutive ; mais elle entraîne trop souvent des accidents sérieux et fréquemment mortels que nous indiquerons en détail à propos du traitement par les injections iodées. Dans ce dernier procédé, il survient en effet quelquefois une inflammation un peu trop vive qui détermine un gonflement considérable de la région. Or, cette tuméfaction, qui peut s'opérer sans difficulté et sans inconvénient après une injection pratiquée pour une hydrocèle vaginale, devient fort dangereuse quand il s'agit du goître kystique. La poche du goître étant surtout épaisse et rigide à la partie antérieure, et se trouvant en outre bridée de ce côté par les aponévroses cervicales, cédera difficilement et se laissera peu distendre par le gonflement inflammatoire. Celui-ci se produisant alors surtout en arrière déterminera des accidents de suffocation, par compression des voies aériennes. De plus, l'inflammation ne restera pas toujours adhésive et arrivera assez souvent à la suppuration. On comprend alors à combien de périls exposera la collection purulente qui, se formant dans la cavité kystique, ne trouvera aucune issue pour se vider à l'extérieur.

La méthode à ciel ouvert, elle, n'offre pas les inconvénients que nous venons de signaler, car dans tous les procédés qu'elle comprend, on a soin de ménager une soupape de sûreté pour favoriser l'écoulement des liquides inflammatoires qui peuvent se produire; mais, en revanche, elle présente des inconvénients d'un autre genre que nous énumérerons à propos de chaque procédé en particulier. L'ouverture et l'exposition à l'air de la cavité du goître kystique est une opération grave qu'on ne pratique pas toujours impunément. Elle peut être suivie soit d'une inflammation diffuse redoutable dans cette région, soit d'accidents de pyohémie ou d'infection putride. Nous parlerons ultérieurement d'un certain nombre d'autres accidents tels que les hémorrhagies, les érysipèles, etc., auxquels exposent particulièrement quelques-uns des procédés appartenant à la méthode à ciel ouvert. Disons enfin que cette dernière fait courir aux malades les dangers d'une suppuration prolongée et qu'elle laisse toujours une cicatrice plus ou moins apparente.

Le procédé de M. D. Mollière, que nous décrirons plus tard avec beaucoup de soin, est un procédé éclectique Il réunit tous les avantages de la méthode sous-cutanée, sans en avoir les inconvénients. Le séton capillaire joue le rôle d'une soupape de sûreté et donne, au besoin, une issue suffisante aux liquides inflammatoires qui peuvent se former dans la poche kystique. De cette manière sont écartés les accidents attachés à un gonflement trop rapide et trop considérable et ceux occasionnés par la rétention du pus dans la cavité kystique. D'autre part, les crins, empéchant la pénétration de l'air dans l'intérieur du kyste, permettent d'éviter la plupart des complications imputables à la méthode à ciel ouvert. Mais nous ne voulons pas anticiper sur le chapitre que nous consacrerons plus loin à cette étude comparative ; nous allons tout d'abord faire l'exposition et la critique des divers procédés qui ont été successivement préconisés pour la cure du goître kystique.

I. MÉTHODE SOUS-CUTANÉE.

A. — *Ponction simple*

La ponction, de l'avis de tous les chirurgiens, n'est qu'un moyen d'exploration et de traitement palliatif. Dans certains cas, rares il est vrai, elle peut cependant devenir curative (Gosselin, Duplay, Lannelongue, Ollier). Le docteur Derbez, dans sa thèse soutenue, il y a quelques mois, devant la Faculté de Paris, a apporté deux nouvelles observations de goîtres kystiques guéris par la ponction simple. Nous avons entendu raconter à M. D. Mollière l'histoire d'une malade qui fut débarrassée d'un goître kystique volumineux à la suite d'une simple ponction exploratrice. Dans ce fait, la réaction inflammatoire fut, pendant les premiers jours, tellement intense, qu'elle donna les plus vives inquiétudes au chirurgien. Il ne faut pas oublier en effet que la ponction, toute simple et toute inoffensive qu'elle paraisse, peut être suivie d'accidents redoutables qui ont coûté la vie à plus d'un malade. Un de nos maîtres dans les hôpitaux nous a affirmé avoir vu, pendant son internat, trois cas de mort à la suite de ponctions aspiratrices pratiquées dans des kystes thyroïdiens. Pitha a cité aussi un cas de mort survenu dans les mêmes conditions.

Outre les hémorrhagies plus ou moins abondantes qui peuvent se produire soit au moment de l'opération, soit après l'évacuation de la poche à cause de la décompression brusque, il survient quelquefois, à la suite d'une simple ponction, une inflammation excessive et une suppuration de la poche kystique. Dans ces conditions, si on ne donne immédiatement une large issue au pus, les malades sont exposés à la septicémie (cas de Poinsot) ou à l'infection purulente. C'est à cette dernière complication que succomba un jeune homme de 15 ans auquel Fleury de Clermont avait ponctionné un goître kystique. La simple ponction ne doit pas nous arrêter davantage, puisque nous ne la considérons pas comme curative. On réservera cette opération pour les cas dans lesquels des accidents sérieux de compression imposent une intervention immédiate. C'est seulement dans de pareilles circonstances qu'elle sera appelée à rendre de réels services.

B. — *Ponction suivie d'injection irritante.*

C'est Maunoir de Genève qui, le premier, en 1842, fit une injection de vin chaud dans un kyste de la thyroïde. Il n'en obtint pas un résultat heureux ; aussi abandonna-t-il cette méthode pour avoir recours au séton. « Quoiqu'il y ait, écrivait-il (1), une grande affinité entre les tumeurs enkystées du cou et les hydrocèles de la tunique vaginale, il me paraît cependant que dans l'hydrocèle du cou, le kyste étant plus dense, l'on a plus de peine à en déterminer l'inflammation adhésive. Aussi dans le traitement ne doit-on pas se laisser guider par l'analogie, et il ne convient pas d'avoir recours à la cure par injections, quoiqu'elle semble, au premier coup d'œil,

(1) *Mém. sur les amp. l'hydr. du cou,* etc , 1825.

devoir être la meilleure. J'ai voulu la tenter et j'ai été obligé d'y renoncer comme à une méthode vicieuse et qui n'est pas sans danger. Une injection qui ne sera pas très stimulante n'opérera rien ou presque rien sur un kyste fort épais, et pour l'ordinaire, très ancien. Veut-on se servir d'une injection très active, elle causera beaucoup de douleur et provoquera des accidents spasmodiques fort alarmants. »

Quelques années plus tard, le traitement des goîtres kystiques par les injections irritantes fut remis en honneur par Velpeau ; mais ce chirurgien substitua au vin chaud employé par Maunoir, la teinture d'iode étendue d'une plus ou moins grande quantité d'eau. Dès 1843, il publiait (1) quatre observations de goîtres kystiques traités avec succès par l'injection iodée. Dans un de ces cas, l'opération fut suivie de symptômes d'iodisme qui persistèrent pendant une quinzaine de jours.

M. Bouchacourt, l'année suivante, rapportait (2) deux observations de kystes thyroïdiens également traités par l'injection iodée. Dans les deux cas, cette opération avait été suivie de suppuration. Pour le premier malade, on donna issue au pus par une incision au bistouri, et la guérison fut complète au bout de deux mois ; pour le second, on fit une ouverture avec la potasse caustique, et la guérison se fit attendre cinq mois et demi.

Depuis cette époque, beaucoup de chirurgiens ont adopté la pratique de Velpeau et, aujourd'hui encore, ce mode de traitement compte des défenseurs parmi les chirurgiens les plus éminents. Le but qu'ils se proposent

(1) *Recherche sur les cavités closes.*
(2) *Bulletin de Thérap.*, 1844.

par l'emploi des injections iodées, c'est de provoquer soit
une inflammation adhésive de la poche qui en amène
l'occlusion, soit une inflammation modificatrice en vertu
de laquelle la membrane interne cessera de sécréter.
Malheureusement ce but n'est pas toujours atteint ; quelquefois il est dépassé.

Ce procédé présente, il est vrai, un avantage très sérieux, celui de ne laisser aucune cicatrice apparente,
mais cet avantage n'est pas une compensation suffisante,
si on le met en présence des nombreux inconvénients in-
hérents à la méthode. En effet, sans parler des récidives
constatées dans une foule de cas par la plupart des auteurs (Gosselin, Sédillot, Fleury), la ponction suivie d'injections irritantes expose à des accidents multiples et
très graves. Ce sont d'abord les congestions et les hémorrhagies *a vacuo* dont on conçoit facilement le mécanisme.

Ce sont ensuite une inflammation et une tuméfaction
trop considérables pouvant déterminer, comme nous
l'avons dit plus haut, une compression des organes importants du voisinage et un état général fort grave.

C'est enfin la suppuration du kyste si fréquente et si
redoutable à cause de ses conséquences : la diffusion du
pus, la septicémie et l'infection purulente. Nous avons
déjà dit que la suppuration se produisit chez les deux
premiers malades traités par M. Bouchacourt au moyen
de l'injection iodée. Quelques années après, un de ses
élèves, Gallois, rapportait (1) quatre observations de goîtres kystiques traités par ce procédé. Dans un de ces cas
il y eut encore suppuration de la poche et l'on fut obligé

______
(1) *Journal de Médecine de Lyon*, 1848.

de faire une incision au bistouri pour donner une libre issue au pus. Heureusement la terminaison fut favorable chez tous les malades de M. Bouchacourt ; mais il n'en est pas toujours ainsi, et on trouve relatées dans la science de nombreuses observations dans lesquelles la mort fut la conséquence des complications que nous venons de signaler, et encore tous les faits de ce genre n'ont-ils pas été publiés.

Chassaignac prétend que les injections iodées lui ont donné de mauvais résultats, un certain nombre de malades ayant succombé à la diffusion purulente.

Philippeaux signale (1) deux cas dans lesquels Bonnet pratiqua l'injection iodée. Dans le premier, il y eut des menaces de mort et l'établissement d'une fistule. Chez le second malade, il survint des phénomènes de décomposition putride.

Schuh (2) ayant opéré trois goîtres kystiques par l'injection iodée, eut un succès complet, un incomplet.— Chez le troisième malade, il se produisit une inflammation suppurative qui nécessita une large incision. Six semaines après, il mourait à la suite, dit l'auteur, d'un écart de régime.

Fauvel, pendant son internat, a vu une jeune fille de 18 à 20 ans succomber une heure environ après une injection iodée faite dans un kyste hématique peu volumineux. La mort fut attribuée à la pénétration d'une partie de l'injection dans les vaisseaux veineux.

. M. Delore signalait, en 1867, devant la Société des

(1) *Traité de la cautérisation.*
(2) *Gaz. hebd.*, 1858.

Sciences médicales, l'observation d'un malade auquel on avait fait successivement trois injections iodées et qui succomba après la troisième. A l'autopsie, on constata que la mort était due à une phlébite.

Binet rapporte (1) l'observation d'une femme opérée par Velpeau au moyen de l'injection iodée ; cette malade succomba, 5 jours après l'opération, au milieu des souffrances les plus atroces. A l'autopsie, on trouva du pus infiltré dans le tissu cellulaire retro-pharyngien.

M. Valette raconte dans ses leçons de clinique chirurgicale, l'histoire d'une jeune femme jolie et fort coquette qui vint un jour le prier de la débarrasser d'un petit goître kystique qu'elle trouvait un peu disgracieux; M. Valette refusa de l'opérer par l'injection iodée. Elle alla alors trouver Bonnet qui consentit à lui pratiquer cette opération. Tout alla bien pendant deux jours ; mais au bout de ce temps, il survint une tuméfaction considérable de la poche, un gonflement du tissu cellulaire ; suffocation et mort le quatrième jour. Bonnet, qui avait passé trois jours à la campagne, se rendit en arrivant chez sa malade, et ne fut pas médiocrement surpris en apercevant un cercueil éclairé par deux cierges. « Si pareil accident, ajoute le professeur Valette, peut survenir quand le goître est d'un petit volume, qu'il est superficiellement placé et contient un liquide plus ou moins clair et séreux, comment ne pas le redouter, lorsqu'il s'agit d'une poche volumineuse, à prolongements probables, à contenu foncé. »

On voit, par les faits précédents qu'on pourrait encore multiplier, que l'emploi des injections iodées dans le trai-

____

(1) *Bul. de la Soc. anat.*, 1857.

tement des kystes tyroïdiens, constitue un procédé dangereux au premier chef. D'ailleurs, pour avoir une idée encore plus exacte de sa valeur, il suffit de consulter les statistiques des partisans de la méthode.

Sur 15 malades traités par Gosselin (1), 6 sont guéris ne conservant qu'une petite tumeur ; 3 ont conservé une tumeur fluctuante qui a cessé de s'accroître ; deux ont gardé une tumeur semblable pour laquelle on a fait ultérieurement la ponction simple.

2 ont eu une récidive et ont été traités, la seconde fois, par l'injection de vin chaud, qui a réussi chez l'un, mais a déterminé la suppuration chez l'autre. Enfin 2 ont eu, après l'injection iodée, une inflammation suppurative. L'un a fini par guérir, après avoir donné les inquiétudes les plus vives, l'autre a conservé une fistule pendant 18 ou 20 mois.

Ainsi la guérison n'a été à peu près complète que dans 6 cas sur 15. Dans 7 autres cas, le résultat a été très incomplet ou nul. Enfin, chez deux malades, il est survenu une grave complication qui heureusement n'a pas été funeste.

M. Fleury, de Clermont (2), a traité, de 1843 à 1856, 14 malades par l'injection iodée. Voici les résultats obtenus : 5 furent guéris complètement et en peu de temps. Chez 4 le résultat est resté inconnu. Chez 2 l'insuccès fut complet ; plus tard, ils furent traités et guéris par l'excision.

Dans 1 cas l'inflammation fut très vive, mais finit par céder à une saignée et aux antiphlogistiques locaux.

(1) *Clinique chirurgicale.*
(2) *Gaz. méd. de Paris*, 1856.

Chez une jeune fille de 19 ans, il se produisit une inflammation suppurative accompagnée d'un état général très grave qui fit croire à une mort imminente. Heureusement il se fit une ouverture spontanée et la malade finit par guérir.

Enfin un jeune homme de 23 ans succomba à l'infection purulente.

De 1856 à 1869, le même chirurgien a traité 24 malades par l'injection iodée (1). Chez 15 elle a réussi ; chez 6 le résultat est resté inconnu ; chez 1 l'effet a été nul ; enfin 2 ont succombé, l'un à un phlegmon du cou, l'autre à une infection purulente.

Ces statistiques, on le voit, sont loin d'être brillantes et doivent faire réfléchir tout chirurgien qui aurait l'intention d'adopter, dans le traitement du goître kystique, l'injection iodée comme méthode générale. D'ailleurs presque tous les chirurgiens qui ont recommandé l'injection iodée ne l'ont conseillée que pour les kystes à parois souples, minces, et à contenu séreux, se rapprochant, en un mot, de l'hydrocèle vaginale. Il est certain qu'elle présente dans ces conditions des chances de succès plus sérieuses ; néanmoins, même restreinte à ces limites, nous n'hésitons pas à la rejeter de la thérapeutique chirurgicale du goître kystique, comme constituant une méthode aussi infidèle que dangereuse.

Avant d'en finir avec ce qui concerne les injections irritantes, nous devons signaler la pratique tout à fait spéciale de certains chirurgiens qui, abandonnant la teinture d'iode, ont eu recours à divers liquides irritants.

(1) *Union médicale*, 1869.

M. Monod (1), au lieu de vider la poche kystique, retire avec la seringue de Pravaz une très faible quantité de liquide qu'il remplace immédiatement par une égale quantité d'alcool. Mais il a obtenu par ce procédé des succès fort médiocres ; aussi n'y insisterons-nous pas davantage.

Stœrk a recours au même mode opératoire ; mais au lieu d'alcool, il emploie la teinture d'iode.

Morell Mackenzie (2) opère de la manière suivante : il vide le goître à l'aide d'un trocart vers sa partie la plus déclive, et laisse à demeure la canule par laquelle il injecte de 3 à 7 gr. d'une solution de perchlorure de fer qu'il laisse séjourner 72 heures dans le kyste, dans le but d'y amener une inflammation suppurative. Ce temps écoulé, il évacue le liquide, rebouche la canule et applique sur la tumeur des cataplasmes jusqu'à ce que la suppuration soit établie. La canule est alors définitivement débouchée et maintenue en place jusqu'à diminution suffisante de la sécrétion purulente.

Morell Mackenzie a traité par ce procédé 68 cas de goîtres kystiques, et a obtenu 54 succès complèts ; il n'a eu à déplorer qu'une seule mort. Il a opéré par le même procédé 16 goîtres fibro-kystiques. Il a eu 11 guérisons, 4 améliorations et 1 mort. La durée moyenne du traitement a été de 6 à 8 semaines.

Nous ne voulons pas apprécier ici le procédé de Morell Mackenzie, qui n'a été, jusqu'à ce jour, employé qu'entre les mains de son auteur. Nous devons dire toutefois qu'il n'appartient pas en réalité à la méthode sous-cutanée,

(1) *Gaz. des Hôp.*, 1874.
(2) *The British med. Journal*, mai 1874.

puisqu'il détermine toujours la suppuration du kyste et laisse librement pénétrer l'air dans la poche. Nous ajouterons qu'il nous paraît plus logique et moins dangereux que celui des injections iodées. La canule, que laisse à demeure le chirurgien anglais, joue en effet le rôle d'une véritable soupape de sûreté, en permettant un écoulement facile aux liquides plus ou moins purulents qui se forment dans la poche kystique.

II. MÉTHODE A CIEL OUVERT.

A — *Séton.*

Conseillé par Burns, Monro l'ancien, Fodéré, Flajani (1), Quadri (de Naples) (2), ce procédé a donné 6 succès sur 7 a **Klein** de Stuttgard (1807), 2 guérisons à Hausleutner (1810), 3 à Addison (3), et 1 à M. Nuk (4). Grâce à lui, le docteur Copland-Huschinson (5) a réussi 3 fois sur 5. Plus tard le séton a été préconisé par Dupuytren et enfin par Hamburger qui, sans donner de statistique précise, invoque en faveur de ce procédé l'appui de succès presque constants dans une pratique de plus de 30 ans. le n'aurait eu à noter qu'un seul cas de pyohémie.

En revanche, cette opération a trouvé de nombreux détracteurs, parmi lesquels il faut particulièrement citer Sommérville, Ravaton, Kennedy, Chelius. La plupart des

(1) Collezione d'osservazioni e riflessioni di chirurgia, 1802.
(2) Novi commentari di méd. Brera, 1818.
(3) *Gaz méd. de Paris,* 1837.
(4) *Gaz. méd. de Paris,* 1835.
(5) *Transactions médico-chirurgicales,* t. II.

chirurgiens contemporains ont abandonné ce mode de traitement.

En employant le séton, les chirurgiens se proposent un double but : 1° de déterminer l'écoulement lent et graduel du liquide que renferme le kyste ; 2° d'y faire naître une inflammation suffisante pour amener l'adhérence des parois de la poche par suppuration. Malheureusement les choses ne se passent pas toujours avec autant de simplicité que l'indique la théorie, et de nombreux accidents peuvent entraver la marche régulière vers la guérison. L'inflammation consécutive à l'application du séton peut quelquefois acquérir une intensité exagérée, ne pas rester limitée à la poche et déterminer un véritable phlegmon du cou. D'autres fois le pus ne trouvant pas une ouverture suffisante pour s'écouler facilement au dehors, fuse dans les parties voisines, ou bien expose le malade aux accidents de l'infection purulente ou putride. Cette dernière complication peut se produire avec d'autant plus de facilité que l'air pénétrant librement dans la cavité kystique, y favorise l'altération du pus. Signalons, pour terminer, la gangrène et l'érysipèle. Huguier cite un malade (1) qui eut trois érysipèles successifs à la suite de l'application du séton. Enfin Quadri, un partisan de la méthode, dit avoir vu des cas de mort déterminés par une abondante suppuration, lorsque les parois épaisses du kyste ne reviennent pas sur elles-mêmes. « Le séton, dit Chelius (2), n'est pas si inoffensif qu'on a bien voulu le dire. J'ai vu dans ma pratique et dans la pratique d'autrui des cas où l'emploi de ce traitement a été suivi de mort. »

(1) *Bul. de la Soc. de chirurg.* 1854-55.
(2) *Traité de chirurg.*, trad. par Pigne.

La fréquence des accidents que nous venons de signaler, et la longueur du traitement, nous expliquent l'oubli dans lequel est tombé de nos jours l'emploi du séton. Ce procédé présente cependant sur celui des injections iodées certains avantages qu'on a peut-être trop laissés dans l'ombre. Et d'abord, en déterminant un écoulement lent et graduel du liquide kystique, il n'expose pas à la congestion et à l'hémorrhagie *a vacuo*, accidents à redouter chaque fois qu'on fait une évacuation brusque du contenu de la poche. En second lieu, avec le séton, on a moins à craindre ces tuméfactions considérables de la poche kystique, dangereuses par la compression qu'elles exercent sur les organes importants du voisinage. Le séton constitue en effet une véritable soupape de sûreté en donnant une issue relativement facile aux liquides inflammatoires. De pareilles conditions ne sont pas réalisées lorsqu'on pratique l'injection iodée. La phlegmasie se développe alors dans une cavité close et les liquides ne trouvant aucune porte de sortie s'y accumulent, refoulent la paroi postérieure du kyste et compriment les organes profonds du cou.

Sans nier tous les inconvénients qui se rattachent à l'emploi du séton, ce moyen, il faut l'avouer, présente des avantages sérieux sur l'injection iodée et semble faire courir aux malades moins de dangers que cette dernière.

B — *Drainage chirurgical.*

A côté du séton vient se ranger le drainage chirurgical pratiqué avec des tubes de caoutchouc. Ce procédé, qui a été d'ailleurs rarement employé, consiste à placer uu drain borgne à la partie la plus déclive de la tumeur, on

ę jaire traverser cette dernière de bas en haut par un tub e
à drainage. '   ·

Ce procédé ayait donné, il y a une vingtaine d'années,
d'assez nombreux succès entre les mains de M. Ancelon (1). Ce chirurgien ayant opéré par le drainage 9 goîtres kystiques, n'avait pas eu à noter un seul insuccès.
Chez 5 malades la cure avait été complète entre 23 et
25 jours ; 3 autres avaient été guéris entre le 40ᵉ et le 45ᵉ
jour. Chez une femme, le pus ayant subi des altérations,
la guérison s'était fait attendre un peu plus de 3 mois.

Depuis Ancelon, le drainage chirurgical dans le traitement du goître kystique avait été à peu près complètement abandonné et n'entrait plus que dans la pratique
d'un très petit nombre de chirurgiens, lorsque M. Thévenot est venu, pour ainsi dire, rajeunir cette méthode.
Dans un excellent travail publié l'année dernière (2),
M. Thévenot indique les règles à suivre dans l'emploi du
procédé et les phénomènes qu'il provoque du côté de la
tumeur kystique. Il termine en citant un certain nombre
de faits favorables au drainage chirurgical, auquel il
associe des injections détersives de teinture d'iode étendue d'eau. Dans les cinq observations que rapporte l'auteur, deux fois la guérison fut complète au bout de deux
mois, deux fois le traitement dura un peu plus de trois
mois, enfin, dans un cas le malade eut des symptômes de
septicémie qui disparurent presque aussitôt après sa sortie de l'hôpital. Chez tous les opérés la période inflammatoire du début fut très vive et persista de 5 à 15 jours.

Les statistiques que nous venons de rapporter sont

(1) *Bul. de thérap.* 1863.
(2) *Union médicale,* novembre et décembre 1879.

assez satisfaisantes et semblent protester contre l'oubli dans lequel les chirurgiens ont laissé tomber le drainage chirurgical. Comme le séton, ce procédé permet un écoulement graduel du liquide contenu dans la poche kystique et n'expose pas aux hémorrhagies *a vacuo*. Mieux que le séton, il favorise plus tard l'écoulement du pus et facilite les injections adoucissantes ou détersives. Mais il ne met cependant pas à l'abri de tous les accidents, et à côté des beaux succès qu'il a donnés, on peut placer des revers dont il est responsable. Sans parler des phénomènes inflammatoires du début, toujours fort pénibles et quelquefois dangereux, le drainage chirurgical s'accompagne assez souvent de complications fort sérieuses, telles que l'érysipèle, l'infection purulente ou putride. L'inflammation, au lieu de rester limitée à la poche kystique, gagne assez fréquemment le tissu cellulaire du voisinage et détermine un véritable phlegmon toujours redoutable dans cette région. C'est à une complication de cette nature que succomba une jeune fille de 16 ans, dont Rémy a rapporté l'observation (1), et qui avait été traitée par le drainage chirurgical et les injections détersives de teinture d'iode.

Audouard (2) cite le cas d'une autre jeune fille de 17 ans qui, après trois ponctions successives toutes suivies de récidive, fut soumise au traitement par le drainage chirurgical et mourut asphyxiée deux jours après.

La méthode préconisée par M. Thévenot n'est donc pas exempte de dangers ; elle paraît néanmoins assez ra-

(1) *Bul. de la Soc. an.*, 1873.
(2) *Bul. de la Soc. an.*, 1877.

tionnelle et nous sommes persuadé qu'elle expose le chirurgien à moins de déboires que les injections iodées.

C. — *Incision*.

L'incision pure et simple du goître kystique est connue et pratiquée depuis longtemps. Paradin (1) eut, paraît-il, l'idée première de cette opération, en apprenant que, par une simple incision, un barbier avait délivré sa femme d'un goître qui l'asphyxiait.

Asseline raconte que, dans une rixe, un goîtreux reçut un coup de couteau dans sa tumeur et qu'il fut assez heureux pour guérir de son goître.

Depuis Paradin, cette méthode a été employée par beaucoup de chirurgiens parmi lesquels nous devons citer : Stromeyer, Beck, Blumhardt, Bruns, Bilbroth, Lücke, etc. Chélius jeune et Friedberg, de Berlin, partisans de l'incision, ont apporté à cette opération une modification qui consiste à suturer les parois du sac avec la peau. Ils cherchent de cette manière à éviter les fusées purulentes et à empêcher l'ouverture extérieure de se rétrécir ou de se fermer prématurément.

On trouve relatées dans la science de nombreuses observations de malades guéris par l'incision. Seitz, voulant faire connaître la pratique du professeur Bruns, dit que cette méthode a été employée dans 10 cas avec succès. La guérison complète a eu lieu entre 3 et 6 mois. Schinzinger, qui a recours volontiers à ce procédé, vient de publier (2) une statistique également favorable à l'incision.

(1) *Chron. de Savoie.* Lyon, 1561.
(2) *Centralblatt für chirurgie*, 1879.

Néanmoins les chirurgiens que nous venons de signaler
ont eu fort peu d'imitateurs, au moins en France. L'incision des goîtres kystiques est en effet une opération
grave qui peut être suivie de nombreux et fréquents accidents. « Si l'on ne consultait, dit Voillemier (1), que les
observations rapportées par les auteurs, on serait tenté
de croire que le traitement des kystes du cou, par la méthode de l'incision, est parfaitement simple. Sur 20 faits
recueillis au hasard, je n'ai trouvé qu'un seul cas de mort.
Mais il est probable que dans le choix des observations on
a préféré les cas de succès. »

Les accidents qui peuvent être la conséquence de l'incision d'un goître kystique sont multiples et graves pour
la plupart. Ce sont : les hémorrhagies primitives et secondaires, les érysipèles, les fusées purulentes, le phlegmon
du cou, l'œdème de la glotte, l'épuisement par suppuration
prolongée, enfin l'infection purulente et la septicémie. On
objectera que ces deux dernières complications, redoutables à une certaine époque, ne sont plus à craindre
depuis que le pansement antiseptique est entré dans la
pratique chirurgicale. Mais, même en assurant à l'incision
les bénéfices du pansement listérien, elle n'en constitue-
rait pas moins une méthode fort dangereuse, à cause de
la difficulté où l'on est de maintenir l'inflammation dans
les bornes nécessaires et de la longue durée de la suppuration. Nous ajouterons que l'incision est très douloureuse, qu'elle nécessite des soins assidus, des pansements
répétés et qu'elle laisse, après la guérison, une cicatrice
indélébile fort désagréable pour les femmes. Sedillot

(1) *Clinique chirurgicale.*

rapporte (1) 2 observations de goîtres traités avec succès par l'incision ; mais il survint dans les deux cas des accidents graves qui mirent en péril la vie des malades. Dans le premier, il se produisit, aussitôt après l'opération, une hémorrhagie abondante qui nécessita un tamponnement au perchlorure de fer. Le lendemain et le surlendemain, il y eut, par le fait de la tuméfaction, des signes de compression très sérieux et des symptômes généraux d'une gravité extrême. Chez le second malade, on tenta de réunir les 3/4 supérieurs des lèvres de la plaie ; mais il survint un gonflement si considérable qu'on fut obligé, quelques heures après, d'enlever les points de suture. Il se produisit alors une hémorrhagie dont on ne put se rendre maître qu'avec la compression. 8 jours après l'opération, nouvelle hémorrhagie suivie d'une troisième le lendemain ; on eut beaucoup de peine à arrêter cette dernière.

Nous pourrions multiplier les citations pour montrer les dangers et les méfaits de l'incision ; mais nous ne croyons pas nécessaire d'insister sur ce sujet. Nous rejetons donc l'incision comme constituant une méthode non seulement grave par elle-même, mais qui, dans les cas les plus heureux, expose pendant longtemps le malade à tous es accidents d'une inépuisable suppuration. Nous devons dire toutefois qu'elle rendra de réels services, en donnant une large issue au pus, lorsqu'il surviendra, à la suite d'une injection iodée, une inflammation suppurative de la poche kystique. Cette complication, nous l'avons dit, étant très fréquente, l'incision est, à ce point de vue,

(1) *Contr. à la Chirurg.*

appelée à jouer un rôle assez important dans la thérapeutique des kystes thyroïdiens.

D. — *Excision.*

Ce procédé se rapproche beaucoup de l'incision. Il en diffère, parce qu'on fait suivre l'ouverture pure et simple du goître, de l'excision partielle des parois de la poche kystique. Cette méthode a surtout été préconisée par Beck, de Fribourg, et plus récemment par Fleury, de Clermont. Elle ne paraît pas présenter sur l'incision des avantages bien sérieux, et elle offre les mêmes inconvénients.

Beck rapporte (1) trois observations de goîtres traités par l'excision. Dans deux cas la guérison eut lieu, mais fut obtenue au prix de souffrances très vives et d'accidents graves. Le troisième malade fut emporté deux mois après l'opération par une fièvre adynamique.

La statistique donnée par M. Fleury (2) paraît plus favorable à la méthode. Ce chirurgien a traité 9 malades par l'excision et n'a pas eu à déplorer un seul insuccès. Mais, chez plusieurs opérés, il survint des accidents qui mirent leurs jours sérieusement en danger: 3 eurent des hémorrhagies soit primitives, soit secondaires ; 2 furent pris d'accidents septiques très prononcés que le changement d'air fit cesser assez rapidement. La guérison dans le plus grand nombre des cas a été complète au bout de 2 mois. Malgré ces résultats relativement satisfaisants, Fleury déclare donner la préférence à l'injection iodée. Il reproche principalement à l'excision la douleur, la sup-

(1) *Ach. gén. de méd.*, 1837.
(2) *Loc. cit.*, 1856.

puration abondante et fétide, les hémorrhagies, enfin une cicatrice étendue, souvent irrégulière et difficile à dissimuler. Cette opération est d'ailleurs complètement abandonnée aujourd'hui par les chirurgiens ; on nous permettra donc de ne pas y insister plus longuement.

E. — *Cautérisation.*

Le traitement des goîtres kystiques par la cautérisation est, on peut le déclarer, une méthode essentiellement lyonnaise. Ce n'est pas à dire cependant qu'elle ait été découverte et mise en pratique pour la première fois par les chirurgiens de Lyon. On trouve en effet dans les œuvres de Celse un passage où cette opération est parfaitement décrite. « On peut, dit-il (1), guérir la tumeur par l'application des caustiques qui doivent perforer la peau et le kyste sous-jacent ; cela fait, la matière s'écoule d'elle-même, si elle est fluide, ou, si elle a trop de consistance, on la retire avec les doigts, puis. . . . on y introduit des caustiques pulvérulents et on achève le pansement avec la charpie et d'autres suppuratifs. »

Depuis Celse le traitement des goîtres par les caustiques a été employé par Galien, M. A. Severin, Dionis, Heister et bien d'autres. Au commencement de notre siècle, ce procédé était tombé dans l'oubli et était repoussé par la plupart des chirurgiens, spécialement par Velpeau, Bégin, Langenbeck, lorsque Bonnet, en 1846, vint le remettre en honneur. Ce chirurgien lyonnais eut recours successivement à quatre procédés pour la cautérisation

(1) Celse. Trad. de M. des Etangs. Paris, 1846

des kystes thyroïdiens. Le premier consistait à détruire avec la potasse caustique une partie de la paroi antérieure de la tumeur. Le second avait pour but d'ouvrir la paroi antérieure de la tumeur par le séton caustique. Par le troisième on détruisait, de dehors en dedans, toute la paroi antérieure du goitre au moyen d'applications successives de pâte de canquoin.

Nous empruntons à M. Philippeaux (1) la description détaillée du manuel opératoire. « La peau est détruite dans une étendue de 12 centimètres avec le caustique de Vienne, dans le sens du plus grand diamètre de la tumeur. Puis on pénètre jusqu'à la cavité kystique par des applications répétées de chlorure de zinc. Chaque fois, ce caustique est laissé en place 24 heures. Au bout de ce temps on enlève avec le bistouri la partie superficielle de l'eschare, et dans le sillon produit par cette excision, on dépose une nouvelle couche de caustique. On renouvelle chaque jour l'opération. »

Bientôt à l'ouverture pure et simple du kyste par le procédé que nous venons d'indiquer, Bonnet ajouta la cautérisation de sa face interne. Ce fut à ce dernier procédé qu'il eut recours dans le plus grand nombre des cas. Il obtint par cette méthode plusieurs guérisons, mais au prix d'accidents graves et variés.

Dans un substantiel mémoire présenté en 1862 à la Société des sciences médicales (2), M. R. Lépine rapporte 17 observations de goîtres kystiques traités par la méthode de Bonnet ; 9 de ces observations sont empruntées à M. Philippeaux, les 8 autres sont inédites et recueillies

(1) *Gaz. méd. de Paris.*
(2) *Bulletin de la Société des Sciences médicales*

dans les divers services chirurgicaux de l'Hôtel-Dieu. Dans tous ces cas, excepté dans 3, la cautérisation de la face interne du kyste avait été associée à l'ouverture de sa paroi antérieure. Sur les 17 malades opérés par les caustiques, 16 furent guéris ; seule une jeune fille de 22 ans fut emportée par une hémorrhagie provenant d'une lésion de l'artère thyroïdienne supérieure.

Cette statistique, considérée d'une manière générale et au point de vue de la mortalité seulement, paraît assez satisfaisante ; mais si on entre dans le détail des observations, on s'aperçoit bientôt que, parmi les 16 malades chez lesquels le résultat fut heureux, presque tous présentèrent des accidents assez sérieux. Chez 10 d'entre eux on observa « l'abondance et l'altération des liquides sécrétés, un certain degré de décomposition putride dans la poche, avec leurs conséquences ; le malaise général et la fièvre. » Chez 3 malades il survint des hémorrhagies au moment de la chute des eschares ; enfin deux fois on eut à combattre une inflammation périphérique très accusée.

M. Valette, partisan convaincu des caustiques, se permet cependant d'adresser quelques critiques au procédé de Bonnet. Il lui reproche non seulement la longueur du premier temps de l'opération et les douleurs nécessairement prolongées ; mais encore la difficulté que l'on éprouve à mesure qu'on va en profondeur, à manœuvrer au fond d'un entonnoir. M. Valette ajoute, qu'avant l'ouverture large du kyste, il peut se faire, au fond des parties mortifiées, un petit orifice qui permettra l'accès de l'air dans la poche et favorisera par conséquent la décomposition des liquidés qu'elle renferme. De là des accidents de septicémie qui se manifestèrent chez une malade de M. Valette avec une intensité qui faillit compromettre le succès de l'opération.

Les reproches adressés par M. Valette à la méthode de Bonnet ne sont certes pas les seuls qu'on puisse lui faire. En effet, à côté des inconvénients signalés par le professeur Valette, il en est d'autres beaucoup plus graves, et ils sont nombreux. Il est évident que les caustiques présentent sur l'instrument tranchant l'avantage d'empêcher les hémorrhagies primitives, et c'est surtout cette considération qui leur a fait donner la préférence par un certain nombre de chirurgiens ; mais en revanche, la cautérisation expose les malades, au moment de la chute des eschares, à des hémorrhagies secondaires d'autant plus dangereuses qu'elles sont moins surveillées. Nous trouvons dans les diverses publications de nombreux faits qui témoignent de la fréquence et de l'extrême gravité de cet accident. Nous avons dit précédemment qu'une jeune malade de Bonnet fut prise, au moment où elle croyait sa guérison accomplie, d'une hémorrhagie artérielle à laquelle elle ne tarda pas à succomber. On peut lire dans la thèse d'Ocana (1) l'observation très-complète d'un jeune homme de 21 ans, traité par Sédillot avec les caustiques, et qui, au moment de la chute des eschares, eut successivement, dans l'espace de 15 jours, 8 hémorrhagies dont plusieurs très abondantes et très difficiles à arrêter. En 1862, dans la discussion que souleva le mémoire de M. Lépine au sein de la Société des sciences médicales, M. Dron rappela un fait de la pratique de M. Desgranges

___

(1) *Thèse.* Strasbourg, 1868.

dans lequel la cautérisation de la face interne d'un goître kystique eut pour conséquence de déterminer une hémorrhagie secondaire à laquelle succomba le malade. Enfin en 1867 M. Deloresignalait aussi devant la Société des sciences médicales le cas d'un malade traité par la cautérisation chez lequel il survint des hémorrhagies graves dont on ne put avoir raison qu'avec le fer rouge.

Ces quelques exemples suffisent pour montrer que la méthode de Bonnet expose très fréquemment aux hémorrhagies secondaires. Celles-ci sont d'autant plus à craindre qu'elles se produisent presque toujours en l'absence du chirurgien et le plus souvent pendant la nuit. Néanmoins si on n'avait à mettre sur le compte de la cautérisation que les accidents indiqués précédemment, on pourrait à la rigueur la considérer comme une méthode sinon parfaite, au moins très praticable. Malheureusement on trouve signalées partout à l'actif du procédé de Bonnet une foule d'autres complications très graves qui doivent le rendre fort redoutable aux yeux de tout chirurgien prudent et éclairé.

Sans parler de l'érysipèle, de la septicémie et de l'infection purulente qui, nous l'accordons, tendent à disparaître aujourd'hui, grâce au pansement antiseptique, le traitement des kystes thyroïdiens par les caustiques expose les malades aux inflammations périphériques, à un gonflement exagéré des parties voisines de la tumeur, aux phlébites, à l'œdème de la glotte, etc. L'épuisement déterminé par une suppuration toujours abondante et prolongée devient quelquefois extrême et met souvent en danger la vie du patient. De plus, un des grands inconvénients de l'emploi des caustiques, c'est la difficulté

où l'on est de limiter leur action, lorsqu'on les applique
sur la surface interne de la poche. Celle-ci étant généralement très mince en arrière, le caustique peut porter trop
loin son action et atteindre les organes importants de cette
région cervicale profonde. Des vaisseaux et des nerfs
peuvent être intéressés. La trachée elle-même n'est pas
absolument à l'abri ; témoin le fait signalé par M. Dron (1)
dans lequel l'application de canquoin sur la face interne
de la poche kystique amena la mortification partielle du
conduit aérien. Une eschare, large comme une pièce de
cinquante centimes, se détacha, pénétra dans la trachée
et détermina des accidents de suffocation qui furent heureusement conjurés par la trachéotomie.

C'est précisément pour ne pas faire courir aux malades
des dangers de cette nature, que M. Gayet, abandonnant
les préceptes de Bonnet, ne mettait plus le caustique en
contact avec la paroi interne du goitre, mais se contentait
de suspendre par un fil, au milieu de la poche, une petite
boule de canquoin. Celle-ci ne touchait pas les parois de
la tumeur et agissait, pour ainsi dire, à distance. Quand
les gros vaisseaux étaient un peu trop rapprochés du caustique, M. Gayet les isolait avec un petit bourdonnet de
charpie ; de cette manière ce chirurgien se mettait à
l'abri des hémorrhagies. Malgré ces précautions, son procédé lui a donné quelques revers, et, en 1867, il rapportait devant la Société des sciences médicales l'observation
d'un malade chez lequel les applications de pâte de canquoin furent suivies d'accidents spéciaux auxquels il
succomba. M. Gayet attribuait la mort à une altération
toute particulière du sang qui avait déterminé chez le ma-

(1) *Bulletin de la Société des Sciences médicales*, 1861-62.

lade un état général très grave que le chirurgien qualifiait
du nom de *thyroïdisme*.

M. Valette abandonnant, pour les motifs que nous
avons indiqués plus haut, le procédé de Bonnet, pratiquait
l'ouverture des kystes thyroïdiens à l'aide de la pince
caustique. Il embrochait la tumeur de bas en haut avec
un gros trocart, auquel il substituait ensuite une des tiges
de la pince caustique. La seconde tige était appliquée à
la surface du goître et rapprochée de la première par des
vis placées aux extrémités de l'instrument. Ce dernier
était laissé en place pendant 24 ou 48 heures, au bout
desquelles l'eschare était incisée au bistouri, la tige profonde de la pince caustique faisant l'office d'une sonde
cannelée.

Par ce procédé, le professur Valette hâtait singulièrement l'ouverture du kyste et abrégeait d'autant les douleurs causées par le premier temps de l'opération.
Effectivement, avec la méthode de Bonnet, on ne doit
guère compter pénétrer dans la cavité kystique avant le
neuvième jour, souvent même il faut attendre beaucoup
plus longtemps; avec la pince de M. Valette, au contraire,
on obtient l'ouverture large de la poche dans l'espace de
36 ou 48 heures. Mais certains chirurgiens ont soutenu
que cet avantage apparent était en réalité un inconvénient.
Lorsqu'on se conforme aux préceptes de Bonnet, on agit
lentement, il est vrai, mais en revanche le caustique
établit plus facilement des adhérences entre les diverses
couches qui recouvrent le goître et l'on a moins à craindre
les hémorrhagies secondaires et les fusées purulentes.

On ne retirera donc pas de la pince caustique tous les
bénéfices que faisait espérer le professeur Valette.

D'autre part, le second temps de l'opération, celui qui a pour but de modifier l'intérieur de la poche kystique, restant le même que dans la méthode Bonnet, exposera aux mêmes dangers et sera passible de tous les griefs que nous avons formulés plus haut contre l'emploi des caustiques. D'ailleurs, si le procédé de M. Valette a fourni quelques succès, il a donné aussi de cruels mécomptes. Nous avons entendu raconter à un de nos maîtres l'histoire d'une jeune fille qu'il opéra, il y a quelques années, d'un goître kystique par le procédé de M. Valette et qui mourut de suffocation le troisième jour.

Les élèves de Bonnet bien pénétrés de la gravité que présente le dessèchement de la face interne du kyste avec un caustique aussi énergique que la pâte de canquoin, lui substituèrent des modificateurs moins actifs, tels que les solutions ou les crayons de nitrate d'argent. En agissant ainsi, ils écartèrent un certain nombre d'accidents et rendirent l'emploi des caustiques beaucoup moins dangereux.

M. Desgranges, au début de sa pratique, eut recours pendant assez longtemps à un procédé différent de celui de Bonnet en ce que l'ouverture de la poche était pratiquée au bistouri et non avec les caustiques. Ce procédé mixte donna à M. Desgranges quelques insuccès qui le rendirent très réservé sur son emploi. Ce chirurgien ayant été obligé, à plusieurs reprises, de pratiquer, pour des hémorrhagies graves, le tamponnement de la poche kystique avec le perchlorure de fer, remarqua que l'application de cet excellent hémostatique ne déterminait aucun accident et n'entravait nullement la guérison. Frappé de ces résultats, il résolut bientôt de le substituer au chlorure de zinc pour la cautérisation de la paroi interne de la poche et il obtint, grâce à cette modification, quelques succès assez remarquables. M. Dron rapportait, en 1862, le résumé des observations de 4 malades traités par ce procédé et chez lesquels la guérison avait été rapide et complète. Un cinquième malade avait succombé, mais ce malheur, d'après M. Dron, n'était pas imputable à la méthode ; le cas était trop défavorable et M. Desgranges avait eu la main forcée.

La méthode dont nous venons de donner un rapide aperçu n'a été employée qu'entre les mains de son auteur. Depuis quelques années M. le professeur Desgranges se sert très souvent de la pince caustique pour pratiquer l'ouverture du kyste ; il en cautérise ensuite la face interne avec des bourdonnets imbibés de perchlorure de fer. Ce procédé nous paraît réellement supérieur aux précédents. Il expose peut-être davantage aux phlébites et aux accidents de suffocation ; mais, en revanche, il diminue singulièrement les chances d'hémorrhagies secondaires et éloigne les craintes que doit toujours faire naître l'application de la pâte de canquoin sur le fond de la poche.

Cependant la statistique que donne M. Desgranges dans ses leçons de clinique et que nous transcrivons ici est loin d'être favorable.

Sur 17 cas.

Report.	15
Incision par les caustiques. — Dessèchement avec les caustiques	2
Guérison 14	
Mort. — Suffocation, abcès, hémorrhagie. 3	
	17

Dans cette statistique ne figurent pas 6 cas recueillis, pendant ces dernières années, dans le service du professeur Desgranges, par le docteur Peillon, qui a bien voulu nous les communiquer. Sur ces 6 nouveaux cas, on trouve 2 morts et 4 guérisons, ce qui donne pour la statistique générale :

Guérisons.	18
Morts.	5
	23

Dans les observations qu'a bien voulu nous communiquer M. Peillon, nous constatons qu'une des malades a succombé à l'infection purulente, et l'autre à l'épuisement provoqué par des hémorrhagies répétées. La première de ces malades avait été traitée par l'incision au bistouri et le dessèchement au perchlorure de fer ; chez la seconde on avait ouvert la poche avec les caustiques et pratiqué le dessèchement au perchlorure de fer.

Parmi les 4 malades qui furent guéries, 3 avaient été traitées par l'application de la pince caustique et le dessèchement de la poche au perchlorure de fer ; pour la

quatrième on avait pratiqué l'ouverture du kyste au bistouri et tamponné ensuite sa cavité avec des bourdonnets
imbibés de perchlorure de fer. La guérison survint sans
accident, une seule fois. Chez trois malades il se produisit, dans le cours du traitement, des hémorrhagies légères
dans un cas, abondantes et répétées dans les deux autres.

Les faits qui précèdent sont tristement éloquents et
montrent une fois de plus combien est périlleux l'emploi
des caustiques dans le traitement des kystes de la thyroïde.

Avant d'en finir avec la cautérisation, nous devons
signaler les procédés un peu particuliers de M. Ollier et
de M. Michel (de Nancy). On les a désignés sous le nom
de procédés mixtes, parce que ces chirurgiens associent
l'emploi des caustiques à celui du bistouri.

M. Ollier songeant aux nombreux inconvénients inhé-
rents à la méthode de Bonnet, et frappé surtout des cicatrices difformes qu'elle laisse après la guérison, eut l'idée
d'apporter des modifications à cette méthode.

Depuis déjà longtemps ce chirurgien opère les goîtres
kystiques de la manière suivante : il incise verticalement
au bistouri et suture avec la peau les diverses couches de
tissus, situées au-devant de la paroi kystique. Celle-ci
étant mise à nu, il y applique une lanière de pâte de
canquoin ; le lendemain il fend au bistouri l'eschare produite et place au fond de l'incision une seconde languette
de caustique ; il recommence ainsi chaque matin jusqu'à
l'ouverture du kyste. M. Ollier, repoussant l'emploi des
caustiques dans la poche, se contente alors d'y introduire
un drain en caoutchouc qui favorise l'écoulement des liquides et permet les lavages antiseptiques.

Par ce procédé, M. Ollier évite en partie les hémorrhagies secondaires et les douleurs prolongées qu'entraîne nécessairement l'emploi de la méthode Bonnet ; il obtient aussi une cicatrice beaucoup plus régulière et moins disgracieuse. Mais ce procédé mixte ne met pas à l'abri de tous les accidents. Il expose peut-être davantage que les autres à l'érysipèle, à l'infection purulente et putride. Malgré le drain et les lavages antiseptiques fréquents, le pus ne s'écoulera que très imparfaitement, si la cavité présente des prolongements profonds et un peu anfractueux. Dans ces conditions, l'accès libre de l'air dans la poche favorisera la putréfaction des liquides et la septicémie qui en est la conséquence. Il est vrai que le pansement listérien rendra désormais plus rares ces terribles complications et donnera plus de sécurité au chirurgien : mais, outre qu'il est difficile d'unir les précautions antiseptiques à l'emploi des caustiques, le malade aura toujours à encourir la plupart des dangers que nous avons fait connaître à propos de la méthode de Bonnet. — Nous devons dire cependant que M. Ollier déclarait au Congrès du Havre, en 1877, avoir obtenu par son procédé de magnifiques résultats et n'avoir eu à déplorer qu'une seule terminaison funeste.

Le procédé de M. Michel (de Nancy) est tout à fait semblable à celui de M. Ollier. Ce dernier chirurgien employait depuis plusieurs années la méthode mixte, lorsque M. Michel l'exécuta pour la première fois, le 28 avril 1875. On trouve dans la thèse inaugurale de Terrail-Couvat (1) la description détaillée du procédé mixte de

(1) Nancy, 1876.

M. Michel qui, nous le répétons, est identique à celui du chirurgien de Lyon. M. Terrail-Couvat cite l'observation de 3 malades traités avec succès par le procédé mixte. Chez 2 d'entre eux il ne survint pas d'accident et la guérison fut assez rapide. Le troisième eut, à deux reprises au moment de la chute des eschares, une hémorrhagie qu'on arrêta avec le perchlorure de fer.

En Italie, Larghi emploie aussi la méthode mixte ; mais, au lieu de pâte de canquoin, il se sert du crayon de nitrate d'argent pour détruire la paroi antérieure de la poche. Celle-ci ouverte, il fait en outre des cautérisations de sa face interne avec une solution d'azotate d'argent.

Si maintenant nous jetons un coup d'œil d'ensemble sur l'emploi des caustiques dans le traitement des kystes thyroïdiens, nous ne pourrons nous empêcher de déclarer que cette méthode présente de nombreux *desiderata*. Les souffrances qu'elle fait éprouver au malade, les accidents de toutes sortes auxquels elle l'expose, la longue durée du traitement, la cicatrice plus ou moins difforme qui est la conséquence de son emploi, sont autant de motifs qui doivent faire repousser cette méthode par les chirurgiens. Et de fait, tous ceux qui l'ont mise en pratique n'hésitent pas à avouer qu'ils ont toujours éprouvé les plus vives inquiétudes sur l'issue de l'opération et qu'ils ont plus d'une fois regretté d'avoir entrepris une cure aussi périlleuse.

Pendant notre externat, nous avons eu l'occasion de voir, dans le service de M. Fochier, un goître kystique traité par la méthode de Bonnet. Dans ce cas, la réaction inflammatoire fut si intense qu'elle détermina, chez le malade, un délire extrêmement violent qui nécessita des

moyens de coercition. L'état général devint en même
temps très grave, la température resta très élevée pendant
plusieurs jours ; le chirurgien craignit un dénouement
funeste. Heureusement il n'en fut rien et le malade finit
par guérir. Il quitta l'hôpital débarrassé de sa tumeur,
mais portant sur la partie médiane du cou une large cicatrice fort disgracieuse.

Pendant le semestre qui vient de s'écouler, nous avons
encore été témoin, dans un des services chirurgicaux de
l'Hôtel-Dieu, d'un nouveau méfait de la cautérisation.
Une jeune fille, pleine de santé d'ailleurs, opérée d'un
kyste thyroïdien par les caustiques, fut emportée quelques
jours après par des accidents de septicémie, que ne pu-
rent conjurer les lavages antiseptiques pratiqués régulièrement dans la poche.

Nous citerons, avant de terminer, l'opinion de quelques
chirurgiens lyonnais sur la cautérisation des kystes de la
thyroïde. En 1867, à l'occasion de la communication de
M. Gayet, M. Laroyenne déclarait qu'il n'avait pas vu
beaucoup de morts par cette méthode, mais beaucoup
d'états graves. Il citait cependant le cas d'un malade qu'il
avait traité par la cautérisation et qui avait succombé rapidement.

M. Delore, dans la même séance, faisait ressortir les
nombreux dangers de la méthode et rappelait à la Société
un cas de mort emprunté à la pratique de M Orcel.
Pour M. Dron, la cautérisation est aussi une opération
grave : « La pâte de canquoin est difficile à manier, et
peut aller ou trop loin ou pas assez. » Nous nous asso-
cions pleinement à cette dernière opinion, et nous croyons
avoir démontré que les quelques avantages attribués à la

cautérisation ne sauraient compenser les nombreux inconvénients que comporte cette méthode.

F. — *Extirpation.*

C'est le procédé le plus radical, mais aussi le plus dangereux. Il a d'ailleurs été fort rarement employé dans le traitement des kystes thyroïdiens, et a surtout fait ses preuves dans la thérapeutique chirurgicale du goître parenchymateux. L'extirpation partielle ou totale du corps thyroïde est toujours une opération d'une gravité extrême. Elle doit être « un objet de terreur, même pour les chirurgiens les plus téméraires, » disait avec raison Mayor l'ancien.

Il est possible qu'avec les nouvelles méthodes de pansement les dangers de cette opération deviennent moindres, mais elle n'en restera pas moins suffisamment redoutable pour la faire rejeter. Quelques chirurgiens la considèrent comme une opération d'urgence, lorsque la tumeur détermine par sa présence des signes très accusés d'une asphyxie imminente ; mais, dans ces conditions, une ponction simple du kyste et l'évacuation de son contenu suffiront généralement à parer aux accidents de suffocation et permettront au chirurgien de recourir à une méthode curative autre que l'extirpation.

Nous trouvons consignées dans les divers traités et revues périodiques de nombreuses observations dans lesquelles l'ablation d'un goître soit kystique, soit charnu, fut suivie de mort. Les statistiques les plus favorables donnent une mortalité d'un tiers. Aussi cette méthode n'a-t-elle pas trouvé de partisans en France.

En Amérique et en Allemagne, quelques chirurgiens ont cherché à remettre en honneur cette opération ; mais, malgré des statistiques assez satisfaisantes, ils n'y ont pas réussi. — Lücke, sur 9 cas d'extirpation de goîtres, a compté 8 succès.— Le docteur Warren Green a rapporté 3 cas heureux. Rose, de Zurich, emploie aussi volontiers cette méthode, mais il l'applique surtout aux goîtres charnus. M. Boursier, dans sa thèse d'agrégaiion (1), consacre un long chapitre à l'étude de l'extirpation du corps thyroïde. Pour ce qui concerne les goîtres kystiques, il ne conseille leur ablation que lorsque les parois sont dures et crétacées.

Nous croyons inutile d'énumérer ici tous les accidents et tous les inconvénients qu'on peut mettre à l'actif de l'extirpation. Cette opération est définitivement jugée aujourd'hui, et ses résultats ne sauraient être mis en parallèle avec ceux que fournissent la plupart des autres méthodes.

(1) Paris, 1880.

CHAPITRE III

Procédé de M. D. Mollière.

Nous arrivons à la description du procédé de M. D.
Molllière. Nous avons déjà dit que c'était un procédé
éclectique, et qu'il réunissait tous les avantages des différentes méthodes que nous venons de passer en revue,
sans en avoir les inconvénients.

Faire traverser de part en part la poche kystique par
une mèche de crins, placer le malade dans des conditions
antiseptiques particulières: puis chercher, par différentes
manœuvres, à déterminer l'accolement des parois et la
cicatrisation de la poche ; telles sont les grandes indications que doit remplir le chirurgien dans l'emploi du procédé que nous allons faire connaître.

Nous scinderons notre description en deux parties.
Nous envisagerons d'abord l'opération proprement dite,
c'est-à-dire la manière de procéder à l'établissement du
séton capillaire ; nous parlerons en second lieu des soins
consécutifs qui, tous, ont leur importance et font réellement partie de la méthode.

Il ne faut pas croire en effet qu'il suffise de passer à
travers un goître kystique un faisceau de crins, pour en

obténir la guérison. Si, à l'établissement de cette soupape de sûreté, on ne joint pas un certain nombre d'autres soins, on ne s'assure pas tous les bénéfices de la méthode et on peut avoir des insuccès.

Opération. — Le malade étant couché sur le lit d'opérations, on fait arriver sur la région cervicale un jet de vapeurs phéniquées, afin que le chirurgien puisse agir sous un nuage parfaitement antiseptique. Ces précautions prises, l'opérateur plonge dans le kyste, à l'une des extrémités de son grand diamètre, un bistouri à lame étroite qui fait à la peau une incision de 2 ou 3 millimètres seulement ; il fait ensuite glisser le long de l'instrument tranchant un stylet préalablement armé d'un faisceau de crins huilés et phéniqués. La grosseur de ce dernier doit varier généralement avec le volume de la tumeur, mais peut être comparée, pour la plupart des cas, au calibre d'un porte-plume. — Le bistouri doit toujours servir de guide au stylet qu'on fait pénétrer dans la poche. — Si l'instrument tranchant était en effet retiré aussitôt après la ponction, le parallélisme des plaies superficielle et profonde serait détruit, par le fait de l'issue d'une certaine quantité de liquide. On éprouverait alors une réelle difficulté à retrouver l'ouverture pratiquée à la paroi kystique.

Le stylet introduit dans l'intérieur de la poche, on le dirige vers un point du kyste diamétralement opposé, et, par pression, on le fait saillir à travers les tissus qui le recouvrent. On incise alors de dehors en dedans sur l'extrémité du stylet qui sert de guide ; puis, celui-ci étant retiré par la seconde ouverture, la mèche de crins pénètre sans difficulté dans l'intérieur de la poche kystique et la traverse de part en part, comme le ferait une mèche à séton ordinaire.

Cette petite opération est exécutée très rapidement et en moins de temps qu'il n'en faut pour la décrire ; elle n'est pas très douloureuse et ne nécessite jamais l'emploi de l'anesthésie. On termine en recouvrant toute la région cervicale antérieure avec un pansement listérien. On a soin en même temps de n'exercer sur la tumeur qu'une pression très modérée, afin de ne pas déterminer une évacuation trop rapide du liquide kystique.

Soins consécutifs. — Aussitôt après l'opération, le liquide contenu dans la cavité kystique, quelle que soit d'ailleurs sa nature, commence à s'écouler par capillarité le long des crins. Cette évacuation de la poche se fait insensiblement, graduellement et n'expose pas les malades aux accidents de la congestion et de l'hémorrhagie *a vacuo,* qui ne sont pas rares avec la plupart des autres méthodes. Cette 1re période dure de 4 à 6 jours pendant lesquels on doit, chaque matin, renouveler avec soin le pansement antiseptique et retirer quelques crins, afin de diminuer progressivement le volume du faisceau.

Il faut s'attendre pendant ces premiers jours à voir survenir une élévation de la température qui atteint ou même dépasse 39° ; quelquefois on voit apparaître aussi un peu de dysphagie ; mais nous n'avons jamais observé de tuméfaction considérable du cou, ni de dyspnée. Le malade n'accuse d'ailleurs ni malaise général, ni douleur, ni perte d'appétit.

Vers le 5e ou le 6e jour, quelquefois un peu plus tard,

commencent à apparaître sur les pièces du pansement quelques gouttes de pus, si toutefois la suppuration doit se produire. Celle-ci n'est pas en effet absolument indispensable et ne s'observe pas d'une façon constante. Dans certains cas, principalement lorsqu'on se trouve en présence de kystes à parois minces, souples et à contenu séreux, l'accolement et la cicatrisation des parois de la poche s'opèrent pour ainsi dire par première intention ; l'inflammation, au lieu d'être suppurative, reste simplement adhésive. Dans ces circonstances, si, vers le cinquième ou le sixième jour, on ne voit pas la suppuration s'établir, on doit retirer complètement les crins et favoriser ainsi la rétraction des parois kystiques.

Mais ces faits sont exceptionnels et la suppuration est de règle. Elle ne s'annonce d'ailleurs par aucun symptôme général et ne détermine même pas une élévation de la température. Celle-ci oscille toujours entre 38° et 39° jusque vers le dixième ou le douzième jour. A partir de ce moment elle devient normale dans le plus grand nombre des cas.

L'apparition du pus fournit une indication importante qu'il faut se hâter de remplir. Les crins sont en effet d'excellents drains pour les liquides limpides ou séreux, mais ils favorisent très incomplètement l'écoulement du pus, surtout lorsqu'il est grumeleux ou mélangé à des détritus provenant des parois de la poche. Or il faut, à tout prix, éviter l'accumulation du pus dans cette dernière, si l'on veut se mettre à l'abri des accidents auxquels peuvent donner lieu les collections purulentes de cette nature. Dans ce but M. D. Mollière a l'habitude de pratiquer 'lépuisement et le lavage de la poche à l'aide de l'apparei

Dieulafoy. Chaque matin, au moment où le pansement est renouvelé, on introduit dans l'intérieur du kyste, à travers l'un des orifices livrant passage au faisceau de crins, et en se servant de ces derniers comme guides, une canule de moyen calibre de l'appareil Dieulafoy. On aspire alors sans difficulté toutes les substances gazeuses ou liquides que renferme la cavité kystique ; quant aux éléments solides consistant en grumeaux ou détritus de toutes sortes, ils viennent de temps à autre obstruer la lumière de la canule. Il faut alors retirer cette dernière, la débarrasser du bouchon obstructif et l'introduire ensuite à nouveau dans l'intérieur de la poche pour compléter l'aspiration des liquides qu'elle peut contenir. M. D. Mollière attribue une certaine importance à l'extraction de ces matières solides, car leur présence dans la poche est une cause d'irritation perpétuelle et gêne singulièrement la rétraction et l'accolement des parois. Aussi ne néglige-t-il aucun des moyens qui lui permettent de retirer ces détritus. C'est dans ce but qu'il pratique, en quelque sorte, le balayage de la cavité du kyste avec le faisceau de crins qu'il tourne et retourne dans la poche et qu'il débarrasse ensuite de tous les détritus dont il a pu se charger.

Quoi qu'il en soit, une fois la cavité kystique débarrassée des matières liquides et gazeuses et d'une grande partie des substances solides qu'elle renfermait, on pratique dans son intérieur un lavage avec une solution phéniquée. Cette irrigation s'effectue très facilement avec l'appareil Dieulafoy et complète, pour ainsi dire, la toilette de la poche kystique.

Nous avons dit que, par l'aspiration, on retirait sou-

vent des gaz plus ou moins fétides ; nous tenons à établir
que ces gaz prennent naissance dans l'intérieur même de
la cavité kystique et qu'ils ne viennent pas du dehors. Les
crins présentent en effet le grand avantage de s'opposer
à la pénétration de l'air extérieur dans la poche. Cette
propriété des crins est rendue bien évidente, lorsque, la
canule étant introduite à travers l'un des orifices du
séton, on fait le vide dans l'appareil, et par suite dans
la cavité du kyste, dont les parois rigides ne se laissent
pas complètement affaisser par la pression extérieure.
Dans ces conditions, il ne pénètre jamais, à travers le
faisceau de crins, une seule bulle d'air dans la poche
kystique, attendu que le vide persiste dans le corps de
pompe de l'appareil. Cette expérience, répétée un grand
nombre de fois sous nos yeux par M. D. Mollière, nous a
paru très concluante, et nous permet de réfuter catégori-
quement l'objection formulée par M. Poncet au sein de
la Société des sciences médicales (1). Le séton capillaire,
nous sommes très affirmatif sur ce point, s'oppose donc
d'une manière absolue à l'accès de l'air dans la cavité
kystique. La présence de gaz dans cette dernière ne doit
donner par conséquent aucune inquiétude au chirurgien;
et de fait, elle n'a jamais été l'indice d'accidents chez les
malades que nous avons observés.

L'aspiration quotidienne des liquides de la poche et
les lavages antiseptiques doivent être continués pendant
une période dont la longueur varie, suivant les cas, de
10 à 20 jours. Lorsque la suppuration commence à
diminuer et la tumeur à s'affaisser sensiblement, on retire

____

(1) *Lyon médical*, 1879.

les derniers crins et on cesse les injections d'eau phéniquée ; mais on continue à pratiquer, chaque matin,
l'épuisement de la poche jusqu'à complète guérison. On
reconnaît que celle-ci est proche, quand le liquide retiré
commence à changer de nature, lorsque de purulent il
devient d'abord séro-purulent, puis franchement séreux.
A ce moment on peut annoncer que la cure est terminée.

Celle-ci a été favorisée non seulement par le séton
capillaire et la pratique de l'*épuisement* sur laquelle nous
venons d'insister, mais encore par un adjuvant assez
important de la méthode ; nous voulons parler de la
compression. On ne doit pas avoir recours à ce dernier
moyen dès le début du traitement, car, à cette période,
la rigidité des parois kystiques résisterait d'une façon
trop sérieuse à tout essai de compression. Mais celle-ci
trouve son indication à une période plus avancée, alors
que les parois de la poche, ayant suppuré pendant quelques jours, commencent à perdre de leur résistance et à
s'affaisser plus facilement On favorisera alors leur
dépression et leur accolement en les comprimant soit
avec un sac de plomb, laissé une heure ou deux matin
et soir, soit avec de petits blocs de coton appliqués sur
les parties latérales de la tumeur et maintenus par un
bandage compressif.

A la compression nous devons rattacher une manœuvre
qui a été employée chez certains malades et qui paraît
avoir une véritable utilité lorsqu'on est en face d'un kyste
multiloculaire. Il s'agit du massage, espèce de broiement
de la tumeur qu'on pratique avec la main et qui doit
contribuer dans une certaine mesure à l'assouplissement
des parois et à l'écrasement des cloisons intérieures.

Pendant tout le cours du traitement, depuis l'établissement du séton capillaire jusqu'à la cicatrisation complète des petits orifices qui livrent passage au faisceau de crins, il faut s'assurer les bénéfices du pansement listérien qui fait partie intégrante de la méthode. Nous sommes en effet persuadé et nous n'hésitons pas à déclarer que son emploi contribue pour une large part aux succès obtenus. Nous ajouterons même qu'il serait imprudent de recourir au procédé de M. D. Mollière, si on ne pouvait y associer le pansement antiseptique qui en est le complément *indispensable*.

Nous reconnaissons donc très volontiers avec M. Aubert (1) qu'il est très utile d'unir au drainage capillaire toutes les précautions antiseptiques désirables ; mais nous croyons que ce chirurgien est peut-être allé un peu loin, en accordant au pansement listérien le rôle fondamental, et en considérant l'emploi du crin comme un moyen tout à fait accessoire. Nous citerons en effet plus loin l'observation d'un malade traité avec succès à l'hôpital militaire par le drainage capillaire et chez lequel le pansement de Lister ne fut pas employé.

En résumé, le procédé que nous préconisons ne consiste pas seulement à embrocher le goître kystique et à le faire traverser par un faisceau de crins. mais il comprend encore une foule d'autres manœuvres, telles que l'épuisement de la poche, les lavages phéniqués, la compression ou même la malaxation qui, toutes, à des degrés divers, ont leur utilité, et qui, associées au pansement listérien, constituent les auxiliaires d'une méthode dont le séton capillaire forme incontestablement la base.

(1) *Lyon médical*. 1879.

Cette méthode peut être et a été employée avec un succès à peu près égal pour des kystes souples ou épais, séreux ou hématiques , uniques ou multiloculaires. A propos de ces derniers, il convient d'entrer dans quelques détails. Lorsqu'il s'agit d'un kyste biloculaire à loges nettement distinctes et séparées par un intervalle assez grand, il faut attaquer successivement chacune d'elles et pratiquer une double opération. Si, au contraire, on a affaire à un kyste unique, mais cloisonné à son intérieur et divisé en compartiments plus ou moins nombreux, il suffit, pour en obtenir la guérison, de le faire traverser par un séton capillaire et de se conformer ensuite strictement aux règles de la méthode.

Les études anatomo-pathologiques ont en effet appris que les cloisons de ces kystes multiloculaires sont toujours très minces et très friables ; l'expérience clinique a montré, d'autre part, que de pareils kystes traités par le procédé de M. D. Mollière guérissent presque aussi rapidement que les autres. Les cloisons fragmentées sont réduites à l'état de véritable détritus qui est éliminé avec le pus. En quelques jours le kyste à loges multiples est transformé en une poche unique dont la cicatrisation ne tarde pas à s'effectuer.

Le drainage capillaire ne trouve donc pas de contre-indication formelle et peut être appliqué dans toutes les variétés de kystes thyroïdiens. Nous devons dire toutefois qu'il réussit plus difficilement dans les goîtres kystiques très anciens dont les parois renferment en plus ou moins grande quantité des éléments calcaires. Dans des cas semblables, le traitement est toujours plus long; car, on le conçoit, la guérison ne peut être obtenue qu'après la destruction à peu près complète des parois de la poche.

Avantages du procédé. — Nous avons déjà fait entrevoir en quelques mots la supériorité remarquable du drainage capillaire sur les autres méthodes. Mais nous devons encore insister sur cette comparaison, afin de bien mettre en relief les nombreux avantages du procédé que nous venons de décrire brièvement.

Et d'abord il se recommande par le peu de douleur qu'il inflige au malade Celui-ci supporte généralement très bien les deux petites incisions que nécessite l'établissement du séton capillaire. Les différentes manœuvres que l'on doit ensuite exécuter dans le cours du traitement ne sont pas douloureuses et sont acceptées sans récrimination par le patient. Cette absence presque complète de douleur qui contraste d'une manière frappante avec les souffrances si vives et si prolongées accompagnant toujours l'emploi des caustiques est un premier point de supériorité pour le procédé de M. D. Mollière. Mais si nous poursuivons la comparaison nous trouverons encore bien des motifs pour expliquer la préférence que nous accordons à ce dernier. Le séton capillaire, en déterminant un écoulement lent et graduel du liquide contenu dans la cavité kystique, prévient la congestion et l'hémorrhagie *a vacuo* qui se produisent fréquemment dans la plupart des autres méthodes et sont quelquefois le point de départ d'accidents très sérieux.

Avec le procédé de M. D. Mollière, on n'a pas à craindre non plus les hémorrhagies primitives ou secondaires, si redoutables et si fréquentes dans les procédés de l'in-

cision et de la cautérisation. En effet, les deux petites
incisions, destinées à livrer passage au faisceau de crins,
sont pratiquées avec précaution, de manière à éviter la
blessure des vaisseaux importants qui pourraient se trouver à la surface de la tumeur. Viendrait-on à sectionner
une artériole ou une veinule, le mal ne serait pas grand,
l'hémostase serait faite par les moyens ordinaires. L'hémorrhagie se ferait-elle dans l'intérieur de la poche, elle
ne pourrait être que légère ; on en serait averti par
l'écoulement du sang le long des crins, et on aurait recours aux injections astringentes pour arrêter le suinte-
ment sanguin. Au reste, ces petits accidents n'ont jamais
été observés jusqu'à ce jour.

Nous avons montré précédemment qu'un des accidents
les plus graves et les moins rares des procédés appartenant à la méthode sous-cutanée consistait dans la tuméfaction brusque et considérable de la poche, par excès
d'inflammation. Dans le procédé de M. D. Mollière,
grâce à la soupape de sûreté, rien de semblable à redouter.
La réaction inflammatoire est d'ailleurs toujours modérée,
et le gonflement qui l'accompagne ne dépasse pas cer-
taines limites ; aussi n'avons-nous jamais observé chez les
malades traités par le drainage capillaire ces accidents
de compression si communs dans presque tous les autres
procédés. Mais nous voulons aller plus loin, et nous sup-
poserons que, pour une fois, l'inflammation soit trop
vive dès le début et qu'elle provoque une tuméfaction
nquiétante de la région. Dans de pareilles conditions, il
nous sera encore permis de parer plus facilement et plus
promptement aux accidents que lorsqu'ils se manifestent
à la suite d'une injection iodée. Nous pourrons, en effet,

ou bien agrandir les ouvertures à travers lesquelles passent les crins, ou bien inciser largement la paroi antérieure de la poche, en nous guidant sur une sonde cannelée préalablement substituée au séton capillaire. Le chirurgien n'a donc pas de craintes sérieuses à avoir de ce côté. Si la soupape de sûreté devenait par hasard, insuffisante et incapable d'empêcher les accidents de suffocation, il lui serait toujours facile de pratiquer, comme nous venons de l'indiquer, un large débridement de la poche et d'écarter de cette manière les dangers imminents d'asphyxie.

Lorsque arrive la suppuration, l'état général du malade continue à rester satisfaisant, car, grâce au séton capillaire d'une part, à la pratique de l'épuisement de l'autre, le pus ne séjourne jamais dans la cavité kystique. On est par le fait complètement à l'abri des accidents si fréquemment provoqués dans certains procédés par la rétention du pus. Celui-ci ne subit d'ailleurs aucune altération putride, puisque l'accès de l'air dans la poche kystique est rendu impossible par la présence des crins ; les chances de septicémie en sont d'autant diminuées. D'autre part, la pyohémie et l'infection putride deviennent de jour en jour plus rares, grâce à l'usage régulier du pansement antiseptique. Nous pouvons donc considérer le procédé de M. D. Mollière comme absolument exempt de ces deux complications qui ont coûté la vie à tant de malades opérés de goîtres kystiques par les anciennes méthodes.

En résumé, le procédé de M. D. Mollière est peu douloureux ; il ne détermine ni inflammation diffuse, ni accidents de suffocation ; il met à l'abri des hémorrhagies aussi bien que de l'infection purulente et putride, n'amène jamais d'altération sérieuse de l'état général du patient.

C'est donc un procédé fort recommandable et incontestablement moins dangereux que tous ceux qui ont été successivement préconisés depuis Celse et Galien. Mais ce
n'est pas tout : nous n'avons pas encore parlé d'un de ses
avantages les plus précieux, de l'absence de cicatrice,
car on ne saurait véritablement donner ce nom aux deux
légères dépressions que laissent, après la guérison, les
orifices du séton. Cette absence de cicatrice, que revendi-
quent aussi les procédés appartenant à la méthode sous-
cutanée, constitue un avantage des plus sérieux, surtout
chez les femmes.

On sait, en effet, que les procédés de l'incision, de
l'excision, mais surtout de la cautérisation suivant les
préceptes de Bonnet, laissent toujours des cicatrices
étendues et souvent difformes qui font le désespoir des
jeunes femmes. Tous les malades traités par le drainage
capillaire présentaient, à leur sortie de l'hôpital, deux
cicatrices ponctuées, à peine visibles et légèrement
adhérentes aux tissus sous-jacents. Ces petites dépressions cicatricielles sont devenues, avec le temps, encore
moins apparentes et libres de toute adhérence.

Le procédé de M. D. Mollière est donc, à tous les
points de vue, réellement supérieur à ceux dont la valeur
a été discutée dans le chapitre précédent. Non seulement
il permet d'éviter presque tous les accidents, mais il se
fait encore remarquer par la perfection de ses résultats
et la rapidité de la guérison. Toutefois, nous devons avouer
que, sous ce dernier rapport, la ponction suivie d'injection
iodée l'emporte dans quelques cas sur le drainage capillaire ; mais ce dernier avantage ne doit pas faire oublier
les accidents terribles et souvent imprévus auxquels
expose la méthode sous-cutanée.

Avec le procédé de M. D. Mollière, la guérison est quelquefois très prompte et ne se fait pas attendre plus de
15 jours ; mais ce sont là des faits exceptionnels qui
s'observent, quand la cicatrisation de la poche a lieu par
première intention et qu'il ne survient pas d'inflammation
suppurative. Or, le plus ordinairement, les parois du
kyste se réunissent par seconde intention, après suppuration et production de bourgeons charnus. Dans ces circonstances la cure n'est généralement parfaite qu'au bout
d'un mois ou d'un mois et demi. La durée de la période de
suppuration est d'ailleurs en rapport avec l'épaisseur
variable des parois de la poche et le traitement est d'autant moins long que celles-ci sont plus minces et plus souples.

On a prétendu que le drainage capillaire exposait
peut-être plus facilement à la récidive que les autres
méthodes. Il n'en est rien. Nous avons revu bon nombre
des opérés, plusieurs mois après leur sortie de l'hôpital,
et nous avons toujours pu nous assurer que la guérison
était bien définitive. Nous avons encore, ces jours derniers,
examiné une jeune fille opérée depuis près de deux ans
et chez laquelle nous n'avons [constaté aucune trace de
son ancien goître. On aurait d'ailleurs de la peine à com-
prendre comment des kystes, dont les parois ont été
détruites par une suppuration assez prolongée, pourraient
se reformer et donner lieu à une récidive.

Nous terminerons en rappelant que, sur 18 malades
traités jusqu'à ce jour par le drainage capillaire et dont
les observations sont rapportées plus loin avec tous les
détails, 17 ont été guéris d'une manière complète. Un
seul sorti prématurément de l'hôpital en voie de guérison
ne nous a pas fait connaître le résultat définitif. Aucun

n'a donné un seul moment d'inquiétude au chirurgien; l'état général des opérés a toujours été excellent et la guérison n'a jamais été entravée par une seule complication.

Cependant, chez un malade opéré par M. Vincent à l'hôpital de la Croix-Rousse, l'aspiration ayant été faite très irrégulièrement, il survint des phénomènes de rétention et le pus se fit jour spontanément au-dehors, établissant ainsi, à côté de l'orifice inférieur du séton, une fistule par laquelle le pus de la cavité kystique s'écoula pendant quelque temps et qui finit par se cicatriser.

En présence de résultats aussi constants et aussi remarquables, obtenus par un procédé si simple et si séduisant, on ne saurait hésiter à lui accorder une supériorité très marquée sur les autres méthodes. Après les recherches bibliographiques auxquelles nous nous sommes livré, nous pouvons affirmer hautement que jamais une stastistique aussi brillante que la nôtre n'a été publiée. On nous objectera que les faits apportés à l'appui de notre thèse sont encore trop peu nombreux, pour permettre de juger définitivement la méthode. Nous croyons cependant que les observations recueillies avec soin et relatées ci-dessous *in extenso* ont une certaine valeur et donnent une véritable garantie pour l'avenir. Le drainage capillaire a désormais fait ses preuves dans la thérapeutique des kystes du corps thyroïde, et nous sommes persuadé qu'il ne tardera pas à être adopté comme procédé de choix par la plupart des chirurgiens.

Ceux d'entre ces derniers qui ont eu l'occasion d'opérer

des kystes thyroïdiens soit par la cautérisation, soit par d'autres procédés, n'ont certainement pas oublié les vives inquiétudes et les craintes de toutes sortes qu'ils ont éprouvées après chacune de ces opérations. Avec le drainage capillaire, nous aimons à le répéter, le chirurgien conserve une sécurité parfaite pendant tout le cours du traitement. Il n'a pas à redouter d'hémorrhagie, ni d'accidents de suffocation. L'état général de l'opéré est toujours des plus satisfaisants et, malgré la fièvre du début, le malade conserve tout son entrain, et ne présente jamais cet abattement profond, cette émaciation rapide que détermine presque invariablement la destruction du goître par les caustiques, et qui avait fait créer par un de nos maîtres le mot, désormais inutile, de *thyroïdisme*.

CHAPITRE IV

Faits cliniques. — Conclusions.

Depuis deux ans environ que M. D. Mollière a introduit le drainage capillaire dans la thérapeutique des
kystes thyroïdiens, 18 goitres ont été opérés par ce procédé dans les hôpitaux de Lyon. Nous ne croyons pas
que la méthode ait été encore employée dans d'autres
villes, de sorte que nous rapportons ici tous les cas de
goitres kystiques traités jusqu'à ce jour par le drainage
capillaire. De cette façon, on ne pourra nous accuser de
partialité et nous reprocher d'avoir fait un choix dans
les observations pour constituer une série favorable à la
méthode.

On ne saurait non plus nous taxer d'exagération dans
l'appréciation des résultats exceptionnellement satisfaisants obtenus par cette dernière, car plusieurs des opérés
de M. Mollière ont été présentés à la Société des Sciences
médicales, et soumis à l'examen de chirurgiens fort dis-
tingués.

Nous ajouterons que toutes nos observations, recueillies
au jour le jour, relatent, avec une scrupuleuse exactitude,
tous les phénomènes survenus chez les malades dans le
cours du traitement.

La lecture de ces observations, rangées par ordre chronologique, suffira, nous en sommes persuadé, pour entraîner la conviction et montrer la supériorité désormais incontestable du procédé de M. D. Mollière.

OBSERVATION I (*communiquée par M. D. Mollière*)

Rosalie M... 65 ans, revendeuse, entre à l'Hôtel-Dieu, le 14 octobre 1878, salle St-Paul, n° 1, service de M. D. Mollière.

Cette malade nous raconte qu'elle portait depuis très longtemps un goître qui ne l'incommodait nullement.

Il n'y a environ un mois, cette tumeur thyroïdienne commença, sans cause appréciable, à devenir douloureuse et à augmenter un peu de volume. Depuis cette époque, les douleurs ont progressivement augmenté d'intensité jusqu'à ce jour.

Actuellement on constate à la partie antérieure et un peu latérale du cou, une tumeur offrant le volume d'un gros œuf de dinde, et suivant le larynx dans les mouvements que lui imprime la déglutition.

La peau qui recouvre cette tumeur est rouge et paraît adhérente. — La fluctuation est très-manifeste.

15 octobre. — On pratique une ponction exploratrice et on obtient du pus mélangé à un liquide hématique ancien. — On fait traverser de bas en haut la tumeur pas un faisceau de crins de moyen volume. — Pansement antiseptique.

Les jours suivants on constate que l'écoulement du pus et du liquide kystique s'effectue assez bien par le séton capillaire; mais on s'aperçoit aussi que la poche renferme une certaine quantité de grumeaux fibrineux et de caillots sanguins. — On retire chaque matin quelques crins, et on exerce des pressions digitales sur la tumeur pour compléter l'évacuation du contenu du kyste.

La malade souffre beaucoup moins, n'a pas de fièvre et n'accuse aucun malaise général.

28 octobre. — Ablation des derniers crins. La suppuration est presque complètement tarie; la tumeur n'est plus guère apparente.

4 novembre. — La malade quitte l'hôpital parfaitement guérie. — La tumeur ne laisse plus de traces; la peau est devenue normale. — Les orifices du séton sont cicatrisés.

OBSERVATION II (*personnelle*)

Suzanne C..., 37 ans, domestique, entre à l'Hôtel-Dieu, le 31 janvier 1879, salle St-Paul, n° 19, service de M. D. Mollière.

Rien de particulier à signaler du côté de l'hérédité. Bonne santé habituelle. Constitution forte, presque athlétique.

Il y a environ 11 mois, la malade s'aperçut pour la première fois que son cou grossissait au niveau de la région thyroïdienne. Elle s'inquiéta peu de cette légère tuméfaction diffuse; mais vers le mois de juin dernier, elle vit apparaître sur la ligne médiane une petite tumeur arrondie, indépendante de l'intumescence générale du corps thyroïde.

Elle fit usage alors, pendant quelque temps, de préparations iodées à l'intérieur et à l'extérieur. Cette médication fut complètement inefficace, et la tumeur, sans avoir de la tendance à disparaitre, n'augmentait guère de volume, lorsque le mois dernier, elle prit subitement un développement rapide et considérable.

A l'entrée de la malade, on constate sur la partie antérieure et médiane du cou, s'étendant depuis la fourchette sternale jusque près du bord supérieur du larynx, une tumeur arrondie, présentant le volume d'une orange de moyenne grosseur.

Cette tumeur n'est pas douloureuse ; elle glisse assez bien sur les parties profondes et sous la peau qui est parfaitement saine.

Elle plonge derrière les sterno-mastoïdiens et vient faire saillie dans les creux sus-claviculaires. Elle accompagne le larynx dans ses mouvements d'élévation et d'abaissement.

A la palpation on sent que cette tumeur est lisse, sans nodosités ni dépressions ; elle est rénitente, mais ne présente en aucun point de fluctuation évidente. Pas de gêne respiratoire, de dysphagie, ni d'altération de la voix.

2 février — On pratique avec une aiguille capillaire une ponction exploratrice. On voit s'écouler un liquide fortement hématique, couleur chocolat, un peu sirupeux. En imprimant des mouvements à l'aiguille on sent que son extrémité plonge librement dans une cavité assez vaste.

10 février. — On embroche la tumeur de bas en haut avec un trocart à hydrocèle dans la canule duquel on fait glisser une mèche de crins qui est maintenue en place, tandis que la canule est retirée. Pansement antiseptique.

11 février. — La malade n'a pas souffert du tout cette nuit. En renouvelant le pansement on ne constate pas de gonflement de la région cervicale. Le liquide de la poche s'écoule insensiblement le long des crins et la tumeur s'affaise peu à peu.

20 février. — La suppuration ne s'est pas encore produite. On fait une aspiration avec l'appareil Dieulafoy et on retire un liquide hématique semblable à celui du premier jour. L'état général de la malade est très bon, elle n'a plus le léger mouvement fébrile qu'elle a présenté pendant quelques jours après l'opération. La température qui n'a jamais atteint 39°, est maintenant normale.

L'état local est aussi très satisfaisant ; le kyste diminue graduellement de volume.

26 février. — En enlevant le pansement on tire sur l'extrémité inférieure du faisceau de crins, et le drain est rendu borgne. La suppuration est établie depuis plusieurs jours.

3 mars. — La tumeur suppure assez abondamment ; mais elle diminue de volume d'une manière très appréciable.

12 mars. — On retire les derniers crins. Il reste un peu de tuméfaction diffuse à la partie médiane du cou.

20 mars. — La guérison est absolument complète et se maintient. On n'aperçoit plus sur la région cervicale antérieure que deux petits bourgeons cicatriciels.

25 mars. — La malade sort de l'hôpital emportant, comme souvenir de son goître deux cicatrices ponctuées à peine perceptibles. Par la palpation on ne sent même plus de noyau induré. La peau est parfaitement intacte, souple, lisse.

2 avril. — La malade est présentée par nous à la Société des sciences médicales.

OBSERVATION III (*personnelle*).

Marie B..., 22 ans, dévideuse, entre le 10 mars 1879, salle St-Paul, n° 37, service de M. D. Mollière.

Cette malade nous donne quelques renseignements intéressants au point de vue de l'hérédité. Sa mère porte un goître volumineux depuis fort longtemps. Deux de ses frères sont également goîtreux ; mais elle a deux sœurs qui ne présentent rien de ce côté.

Elle porte elle-même, depuis sa première enfance, sur la partie médiane du cou, une tumeur qui a surtout augmenté de volume depuis l'âge de 16 ans.

La menstruation, établie vers la quinzième année, s'est toujours montrée régulière depuis cette époque.

Actuellement on constate à la partie antérieure et médiane du cou une tumeur volumineuse, allongée vertica-

lement, s'étendant de la fourchette sternale, au bord
supérieur du cartilage thyroïde et limitée latéralement par
les sterno-cleido-mastoïdiens, au-dessous desquels elle
envoie un prolongement de chaque côté.

Le diamètre vertical mesure 10 centimètres ; le trans-
versal en a 9 1/2. Cette tumeur n'est pas douloureuse ; elle
présente une assez grande mobilité et suit les mouvements
d'ascension du larynx. Par la palpation on constate qu'elle
est lisse et fluctuante, surtout vers la partie supérieure.

Pas de dysphagie, ni de troubles respiratoires.

Un peu de gêne de la parole.

11 mars. — On fait avec une aiguille capillaire de l'appareil Dieulafoy une ponction exploratrice. Il s'écoule un
liquide heinatique, couleur chocolat.

Séance tenante, on traverse de bas en haut la tumeur
kystique avec une aiguille à séton armée d'un petit faisceau
de crins. Pansement antiseptique.

12 mars. — La malade accuse une douleur dans l'ar-
rière-gorge qui rend la déglutition pénible. On constate
en effet une rougeur diffuse du voile du palais et des
piliers. Pas la moindre tuméfaction au niveau du kyste
qui est peu douloureux et diminue progressivement de
volume. La fièvre est vive T. R. 40°1, sueurs profuses.
Etat général très satisfaisant.

15 mars. — Tout se passe bien. L'écoulement du liquide
se fait peu à peu par l'intermédiaire de la mèche de crins.
Il s'est développé dans la poche quelques gaz qui donnent
au liquide une grande fétidité. La tumeur s'est déjà notablement affaissée. La fièvre est tombée ; la température
oscille autour de 38°. Plus d'angine.

Pas le moindre malaise général.

20 mars. — La suppuration est établie depuis deux ou
trois jours. La poche continue à se vider et à se rétracter
insensiblement. On enlève tous les jours quelques crins.

25 mars. — Suppuration abondante et fétide. Le pus est
épais, verdâtre ; on favorise son évacuation par des pressions manuelles énergiques qu'on exerce matin et soir.

9 avril. — Depuis une dizaine de jours, on fait sur la tumeur, avec un sac de plomb, une compression quotidienne de 5 ou 6 heures.

La suppuration est actuellement très peu abondante. La tumeur a à peu près complètement disparu ; il reste encore un noyau induré.

12 avril. — On retire les derniers crins. En pressant fortement sur ce qui reste de la tumeur, on fait encore sourdre matin et soir quelques gouttes d'un pus épais et verdâtre. On continue la compression avec le sac de plomb.

22 avril. — Par la pression, on ne fait plus sortir de pus. L'orifice inférieure est déjà cicatrisé.

30 avril. — L'orifice supérieur est fermé à son tour. Il ne reste plus sur la ligne médiane du cou qu'une légère tuméfaction inflammatoire, qui disparaît au bout de quelque temps par l'emploi de l'iodure de potassium à l'intérieur.

Au mois de novembre 1879, cette malade est présentée par M. D. Mollière à la Société des sciences médicales. A ce moment le cou a tout à fait son aspect normal ; les deux petites cicatrices ponctuées sont à peine perceptibles et libres de toute adhérence.

Nous avons revu, il y a quelques jours, cette jeune fille, la guérison s'est parfaitement maintenue. On ne trouve plus aucune trace du goître ; on a de la peine à apercevoir les deux petites dépressions cicatricielles.

OBSERVATION IV (*communiquée par M. Concet*).

Th..., 38e régiment de ligne, 23 ans, entre à l'hôpital militaire le 28 avril 1879.

Ce jeune homme, qui jouit ordinairement d'une très bonne santé, s'est aperçu, le 15 mars 1879, qu'il éprouvait une certaine gêne dans les mouvements de flexion de la tête sur le tronc. Cette gêne va s'accentuant jusqu'au 22, époque à laquelle la région antérieure du cou est le siège d'une tuméfaction un peu diffuse, mais très appréciable. Pas de douleur ni de coloration anormale des téguments. La déglutition est facile, ainsi que la respiration ; seuls les mouvements de flexion sont gênés.

Badigeonnages de teinture d'iode.

Iodure de potassium à l'intérieur.

Le 27 mars, tout semble rentré dans l'ordre.

Le 1er avril, apparition d'une petite tumeur entre les deux sterno-mastoïdiens. Cette tumeur augmente progressivement de volume jusqu'au 28 avril, date de son entrée à l'hôpital.

A ce moment on constate sur la partie antéro-inférieure et médiane du cou une tumeur ovoïde à grand axe vertical, s'étendant en bas jusqu'à la fourchette sternale, arrivant en haut jusqu'à un travers de doigt au-dessous du bord supérieur du cartilage thyroïde, limitée latéralement par les muscles sterno-mastoïdiens.

Cette tumeur, absolument indolore, suit le larynx dans les mouvements de déglutition ; elle paraît adhérer aux parties profondes. La peau qui la recouvre est mobile et présente une coloration normale. A la palpation on constate une résistance très marquée et une fluctuation manifeste en certains points.

Pas de symptômes de voisinage bien accusés. Le malade dit cependant que le timbre de sa voix n'est pas tout à fait le même.

Le jour de son arrivée, on fait avec un trocart ordinaire une ponction du kyste. Il s'écoule un liquide hématique, couleur chocolat, assez abondant. Après l'évacuation de la poche, on y fait une *injection iodée.*

30 avril. — Trainées de lymphangite s'irradiant vers la base du sternum.

L'ouverture restée fistuleuse laisse suinter une assez grande quantité de liquide séro-purulent toujours fortement coloré.

6 mai. — La tumeur ne diminuant pas de volume, on se décide à pratiquer le drainage capillaire.

Le liquide s'écoule parfaitement par les crins. L'état du malade est excellent. Presque pas de fièvre.

La tumeur diminue progressivement de volume et, le 15 mai, elle n'est plus appréciable à l'œil. La palpation permet encore de reconnaître un petit noyau dur, régulier.

1er juin. — On retire les derniers crins et quelques jours après le malade part en congé de convalescence. L'orifice supérieur du séton est complètement cicatrisé ; l'orifice inférieur n'est pas encore tout à fait fermé. Il donne encore passage à quelques gouttelettes de pus lorsqu'on presse fortement le tout petit noyau qui constitue la dernière trace du goître.

Il n'est pas indiqué dans cette observation si les précautions antiseptiques ont été prises ; mais, à l'époque où ce malade a été opéré, le pansement de lister n'avait pas encore été introduit dans les hôpitaux militaires, il est donc infiniment probable qu'il n'a pas été associé au drainage capillaire auquel reviennent par conséquent tous les honneurs de la guérison.

OBSERVATION V (*Communiquée par notre collègue Bordet*).

Marguerite M..., brodeuse, âgée de 46 ans, entre le 13 août 1879, à l'Hôtel-Dieu, salle Saint-Paul, service de M. D. Mollière.

Rien à signaler du côté de l'hérédité. Bonne santé habituelle. — Cette femme entre à l'hôpital pour une tumeur qu'elle porte à la partie supérieure et antérieure du cou La malade ne donne pas de renseignements bien précis sur le début de cette tumeur ; elle ne s'est aperçue de sa présence que depuis 4 mois. Elle a fait des applications réitérées de diverses pommades qui n'ont pas enrayé la marche progressive de la tumeur.

Cette malade est venue, il y a déjà quelques jours, à la consultation gratuite de l'Hôtel-Dieu où M. D. Mollière, la voyant pour la première fois, porta sans hésitation le diagnostic de goître kystique. — La malade refusant à ce moment d'entrer à l'hôpital, on lui fit prendre 2 grammes d'iodure de potassium par jour.

Mais, depuis quelques jours, le goître a augmenté assez sensiblement de volume, il est devenu douloureux et la malade se décide enfin à entrer à l'Hôtel-Dieu.

A son arrivée, on constate à la partie antéro-supérieure du cou une tumeur offrant le volume d'un œuf de dinde et siégeant un peu à droite de la ligne médiane. Cette tumeur est douloureuse, surtout à la palpation et à la pression ; elle est manifestement fluctuante et recouverte par une peau rouge.

14 août. — On fait, suivant le procédé ordinaire, traverser la tumeur kystique par un séton capillaire. — Aussitôt après l'opération, il s'écoule par les crins un liquide gris-verdâtre peu abondant, qui ne renferme pas une goutte de pus.

20 août. — L'établissement du séton n'a été suivi d'aucune réaction inflammatoire. — Il n'est pas survenu le moindre gonflement de la région ; la température axillaire prise pendant 5 jours ne s'est pas élevée au-dessus de 37° 8. La suppuration commence à apparaître ; mais elle est très peu abondante.— On retire chaque jour quelques crins.

21 août. — Ablation des derniers crins. La tumeur n'est plus douloureuse ; elle a d'ailleurs presque complètement disparu.

23 août. — On fait matin et soir sur la tumeur une compression de 2 heures avec un sac de plomb. — Le reste du temps, pansement listérien compressif. La

suppuration est presque nulle et n'exige pas l'emploi de
l'aspiration.

6 septembre. — La compression a été faite pendant 8
jours. Le goître a complètement disparu à la vue. — Par
la palpation on sent à sa place un petit noyau induré. Les
orifices qui livraient passage aux crins sont cicatrisés.
La malade quitte l'hôpital.

OBSERVATION VI (*Personnelle*).

Françoise B..., ménagère, 37 ans, entre le 2 octobre
1879, salle Saint-Paul, n° 37, service de M. D. Mollière.

Rien du côté de l'hérédité. Bonne santé habituelle. Il y
a 10 ans, la malade a vu apparaître pour la première
ois, sur la partie antérieure du cou, un peu à droite de
la ligne médiane, une tumeur dont le volume augmenta
progressivement. Au bout d un mois, elle avait atteint la
grosseur d'un œuf de pigeon. La malade fit alors sur la
tumeur des onctions avec une pommade iodée et eut la
satisfaction de la voir disparaître.

3 ou 4 mois après, la récidive se produisit et, cette fois,
les badigeonnages de teinture d'iode et l'emploi de la
pommade iodée furent impuissants à arrêter le développ-
pement de la tumeur. La respiration fut un peu gênée
dès le début.

Depuis son apparition, cette tumeur s'est progressivement accrue et a déterminé des troubles fonctionnels de
jour en jour plus accusés.

Actuellement on constate, sur la partie antérieure du
cou, un peu à droite de la ligne médiane, une tumeur très
volumineuse, fusiforme, obliquement dirigée de haut en
bas et d'arrière en avant, s'étendant du bord inférieur du
maxillaire (un peu au-devant de l'angle), jusqu'au sternum derrière lequel elle envoie un prolongement.

Le sterno-mastoïdien recouvre la partie externe de la
tumeur.

La peau est saine, normalement colorée, mobile.

Fluctuation profonde assez nette sur toute l'étendue de la tumeur, mais particulièrement manifeste vers la partie centrale.

La tumeur est peu mobile sur les parties profondes ; elle suit les mouvements du larynx dans la déglutition.

La circonférence du cou mesure 40 centimètres.

L'état général est bon.

Rien du côté des organes splanchniques.

Voix légèrement enrouée.— Respiration gênée, surtout pendant les efforts.

Déglutition intacte.

3 octobre. — Opération sans anesthésie. On fait traverser le kyste de bas en haut par un faisceau de crins de moyen volume. Toutes les manœuvres sont exécutées sous un épais nuage de vapeurs phéniquées et avec les précautions antiseptiques habituelles. Aussitôt après l'opération, on voit suinter le long des crins un liquide jaunâtre, légèrement sirupeux. — Pansement listérien.

5 obtobre. — Il n'est pas survenu de réaction locale. — D'autre part, l'état général de la malade est aussi bon que possible. Pas le moindre abattement ; —appétit conservé. La fièvre, très peu vive hier, est un peu plus accusée ce matin ; la température rectale est de 39° 8. Le pouls est fort régulier et moyennement fréquent. On aspire avec l'appareil Dieulafoy environ 25 grammes d'un liquide tout à fait semblable à celui qui s'est écoulé le premier jour. — Injection phéniquée dans la cavité kystique.

Les jours suivants, on répète l'aspiration. La température monte toujours ; elle atteint 40°5 le 7 au matin. Néanmoins l'état de la malade n'est pas inquiétant. Comme elle n'a pas eu de selle depuis 8 jours, on prescrit une bouteille d'eau de Sedlitz. Le purgatif amène l'évacuation des matières accumulées dans l'intestin et provoque un abaissement brusque de la température qui atteint seulement 39°2 à 4 heures du soir.

9 octobre. — La suppuration s'est établie ; le pus s'écoule insensiblement par les crins. On favorise son issue en faisant, pendant 8 jours, la compression avec un sac de plomb laissé environ 2 heures chaque matin. On enlève chaque jour quelques crins. La fièvre diminue; la température oscille entre 38° et 39°. L'état général est excellent.

21 octobre. — On retire les derniers crins. Compression sur les parties latérales de la tumeur avec des blocs de coton phéniqué maintenus par un bandage très serré. — Température normale depuis plusieurs jours.

28 octobre. — Comme la suppuration est encore assez abondante, on introduit par l'orifice inférieur un drain capillaire borgne.

On continue à faire, de temps à autre, des aspirations avec le Dieulafoy. L'arrière-cavité de la poche qui suppure est si profonde, que la canule, dont la longueur mesure de 12 à 15 centimètres, pénètre jusqu'à la garde. On continue la compression.

La tumeur s'est déjà notablement affaissée.

3 novembre. — Ablation du drain borgne. Même pansement compressif. Aspiration fréquente du pus qui séjourne dans l'arrière-cavité et s'écoule difficilement. Diminution progressive de la tumeur.

Les jours suivants, on voit l'orifice supérieur se cicatriser. La suppuration se tarit bientôt ; l'ouverture inférieure se ferme à son tour. La guérison est complète dans les premiers jours de décembre.

La malade est présentée par M. D. Mollière à la Société des sciences médicales, le 17 décembre. Il ne reste plus de traces de la tumeur. A sa place on trouve deux cicatrices ponctuées, à peine perceptibles. Le cou offre sa forme normale. Sa circonférence n'est plus que de 31 centimètres.

20 décembre. — Départ de la malade.

OBSERVATION VII (*communiquée par M. D. Mollière*).

Frédéric M..., corroyeur, âgé de 41 ans, entre à l'Hôtel-Dieu le 17 janvier 1880, salle Saint-Louis, service de M. D. Mollière.

Pas d'antécédents héréditaires ni pathologiques. Il y a 18 ans que ce malade a remarqué, pour la première fois, qu'il portait une petite tumeur sur la région cervicale antérieure, un peu à droite de la ligne médiane. Cette tumeur a, depuis son début, pris un accroissement lent et graduel ; elle n'a jamais procuré aucune gêne au malade jusqu'au mois de septembre dernier. Mais depuis cette époque elle occasionne un peu de dyspnée qui devient de jour en jour plus prononcée. Pas de dysphagie, ni d'altération de la voix.

Actuellement, la tumeur offre le volume du poing d'un adulte. Elle est ovoïde, à grand axe vertical, mobile sous la peau, non douloureuse ; sa surface n'est pas parfaitement lisse, mais légèrement bosselée et présente une consistance inégale. Dure en certains points, la tumeur en présente d'autres au niveau desquels la fluctuation est manifeste. La carotide droite est un peu déjetée en arrière.

On porte le diagnostic de goître kystique.

23 janvier. — Le malade est opéré par le procédé de M. D. Mollière. — Le kyste est embroché suivant son grand diamètre, c'est-à-dire de bas en haut.— Le faisceau de crins employé présente le calibre d'un gros porte-plume. — L'opération à peine terminée, il s'écoule par le séton capillaire une sérosité citrine mélangée avec un peu de sang. — Pansement antiseptique.

25 janvier. — L'évacuation du liquide contenu dans la poche n'est pas encore terminée ; on voit toujours suinter le long des crins quelques gouttes de sérosité. Pas la moindre réaction locale. — Le malade ne ressent aucun

malaise ; il a peu de fièvre : la température ne s'est pas
élevée au-dessus de 38°6.

On enlève une bonne partie des crins.

3 février. — On commence à voir apparaître quelques
gouttes de pus, lorsqu'on presse sur la tumeur qui s'est
déjà très sensiblement affaissée. L'état général est parfait.
Le malade n'a pas perdu un seul instant l'appétit ; il
paraît très satisfait.

La tempétature est devenue normale depuis le 29 janvier ; elle ne dépasse plus 37°5. Depuis deux ou trois
jours le malade n'éprouve plus la dyspnée qu'il accusait
avant l'opération.

On enlève chaque jour quelques crins.

14 février. — Les crins qui restent encore sont tous
retirés. — A partir de ce moment on fait avec soin, chaque
matin, l'épuisement de la cavité kystique par des pressions
digitales. — La suppuration est d'ailleurs fort peu abondante et le pus ne s'accumule qu'en très petite quantité
dans l'intérieur de la poche.

21 février. — Le malade veut quitter l'hôpital, il est à
peu près complètement guéri. — On ne voit plus de tumeur
dans la région cervicale. — La palpation permet encore
de constater un léger renflement profond. Les deux
orifices qui livraient passage au drain capillaire sont en
voie de cicatrisation.

Le malade vient chaque matin faire renouveler son
pansement.

26 février. — On essaie d'introduire un stylet mousse à
travers les deux petites ouvertures ; mais elle sont définitivement fermées et on ne peut pénétrer dans la poche. —
Le malade est radicalement guéri. Au commencement du
mois de mars, il est présenté par M. Munot à la Société
des sciences médicales.

Nous avons revu tout récemment ce malade et nous
avons eu le plaisir de constater que la guérison s'était
parfaitement maintenue. — On ne sent même plus actuelle-

ment le petit noyau induré qu'on trouvait au moment de sa sortie de l'hôpital. La peau est saine ; les deux petites cicatrices ponctuées ne sont pas adhérentes.

OBSERVATION VIII *(communiquée par M. D. Mollière)*.

Pierre G..., tisserand, 53 ans, entre à l'Hôtel-Dieu le 27 janvier 1880, salle Saint-Louis, n° 44, service de M. D. Mollière.

Pas d'antécédents héréditaires. Bonne santé habituelle. Pleurésie à l'âge de 20 ans.

Il y a 2 ans, ce malade s'aperçut, pour la première fois, que le lobe droit de son corps thyroïde devenait plus volumineux que le gauche. Il fit, d'après les conseils d'un pharmacien, des onctions avec la pommade iodée, mais il n'en retira aucun bénéfice.

La tumeur s'accrut progressivement, sans trop causer de gêne, pendant toute la première année, au bout de laquelle elle avait acquis le volume d'un œuf de dinde. L'année suivante, elle continua à grossir lentement, sans provoquer d'accidents pendant 6 mois; mais au bout de ce temps l'évolution du goître devint beaucoup plus rapide, son volume s'accrut notablement en peu de temps et il ne tarda pas à déterminer des phénomènes dysphagiques et dyspnéiques

Vers la fin du mois d'octobre dernier, apparurent, sans cause appréciable, les premiers signes d'une inflammation franche de la tumeur qui devint dure et douloureuse en même temps que la peau prenait une coloration rouge. La dysphagie et la dyspnée augmentèrent. Cataplasmes. Pommade belladonnée.

Au bout de quelques jours, le pus s'ouvrit une voie à la partie antérieure, non loin de la ligne médiane. Le malade prétend qu'au moment de l'ouverture, il s'écoula environ un demi-verre de liquide purulent.

Une amélioration très sensible des symptômes locaux succéda à cette évacuation et la tumeur qui avait atteint le volume de deux poings s'affaissa aussitôt.

Au moment où le malade rentre à l'hôpital, on constate qu'il est porteur d'un goître kystique multiloculaire offrant environ le volume d'un poing d'adulte, repoussant la carotide en arrière du sterno-mastoïdien, envoyant un prolongement profond derrière le sternum, mais ne causant plus ni dyspnée, ni dysphagie.

L'orifice fistuleux situé à la partie antérieure donne toujours issue à une certaine quantité de liquide puriforme. En introduisant un stylet dans l'intérieur du kyste, on l'enfonce sans difficulté à une profondeur de 10 centimètres et on arrive jusque sur la trachée.

Pendant 10 jours, on pratique, chaque matin, avec l'appareil Dieulafoy, l'aspiration des liquides de la poche. On joint à ces manœuvres toutes les précautions antiseptiques. Le liquide retiré par les dernières aspirations étant tout à fait sanguinolent, on cesse la pratique de l'épuisement à laquelle on substitue le drainage capillaire.

Le 8 février on introduit à travers le trajet fistuleux un drain borgne dont l'extrémité profonde va toucher la trachée du malade.

Les jour suivants l'écoulement des liquides de la cavité kystique se fait assez bien par l'intermédiaire des crins. Les pièces du pansement sont souillées, chaque matin, par une assez grande quantité de liquide puriforme très fétide. On pratique la malaxation de la tumeur chaque fois qu'on renouvelle le pansement.

12 février. — On enlève quelques crins.

On en fait autant les jours suivants.

18 février. — La tumeur s'est très notablement affaissée depuis l'entrée du malade. La suppuration diminue.

21 février. — En voulant retirer quelques crins, on sent une résistance ; tout le faisceau est amené et on trouve alors enchevêtrées ans les crins de petites concrétions

calcaires de forme très irrégulière. On introduit une nouvelle mèche de crins qu'on enlève définitivement le 27 février. A ce moment la suppuration est presque nulle. La cavité se cicatrise peu à peu ; le stylet y pénètre beaucoup moins profondément.

A partir de ce jour, on se contente d'exprimer, pour ainsi dire, par pression le contenu de la poche. La suppuration diminue d'ailleurs de plus en plus.

Le 9 mars, le malade demande sa sortie. A ce moment on peut constater que le goître est réduit au tiers environ du volume qu'il présentait quand le malade est entré à l'hôpital. Le trajet fistuleux est très rétréci, mais non complètement fermé ; la suppuration est à peu près tarie et l'état général du patient est si bon qu'il ne veut absolument pas, malgré les exhortations, prolonger son séjour à l'hôpital.

Cette observation mérite, à plusieurs points de vue, d'attirer notre attention. Notons d'abord que les parois de ce kyste encore récent, puisque son début ne remontait qu'à 2 ans, avaient déjà subi la dégénérescence calcaire. — Signalons ensuite le procédé fort ingénieux dont s'est servi le chirurgien pour retirer les petites concrétions qui s'étaient détachées des parois de la poche.

Enfin nous devons faire remarquer que chez ce malade, porteur d'un goître enflammé et ouvert spontanément, le traitement n'a pas pu être aussi rigoureusement classique que chez la plupart des autres opérés. On a voulu essayer d'emblée l'épuisement, sans recourir au drainage capillaire ; mais le chirurgien ne retirant de la poche qu'un liquide limpide et sanguinolent, comprit que son évacuation par le séton capillaire serait préférable. C'est alors qu'il substitua ce dernier à l'aspiration quotidienne des liquides contenus dans la cavité kystique.

Le malade, très amélioré, est sorti prématurément et n'a pas voulu attendre à l'hôpital une guérison complète qu'il a certainement acquise depuis son départ.

OBSERVATION IX (*communiquée par M. D. Mollière)*

François M...., 68 ans, journalier, entre le 25 février 1880 à l'Hôtel-Dieu, salle St-Louis, service de M. D. Mollière.

Pas d'antécédents héréditaires, ni pathologiques. Rien du côté des voies de la circulation et de la respiration. Cet homme portait depuis un temps fort long, qu'il ne peut déterminer exactement, une petite tumeur au niveau du lobe gauche de la glande thyroïde. Cette tumeur avait grossi progressivement sans jamais provoquer de gêne. Lorsqu'elle eut atteint le volume d'une grosse noix, elle resta stationnaire.

Il y a ·11 jours, sans cause appréciable, le malade éprouva de la fièvre et vit sa tumeur thyroïdienne augmenter rapidement de volume, en même temps qu'elle devenait dure et douloureuse. Ces symptômes inflammatoires n'ont persisté qu'une huitaine de jours et ont complètement disparu au moment de l'entrée du malade à l'hôpital.

On constate actuellement sur la partie latérale gauche du cou une tumeur indolente, lisse, ovoïde, offrant le volume d'un gros œuf de dinde. Son grand axe est dirigé de haut en bas et d'arrière en avant; elle est manifestement fluctuante. La trachée est fortement déviée à droite. Le malade n'a jamais éprouvé de dyspnée ; mais il a un peu de dysphagie et de raucité de la voix.

26 février. — L'opération est pratiquée suivant le procédé ordinaire et avec toutes les précautions antiseptiques nécessafres. La tumeur est traversée par un faisaceu de crins ayant presque deux fois le volume d'une

plume d'oie. Aussitôt après l'établissement du séton , il s'échappe par capillarité le long des crins un liquide citrin, parfaitement transparent. Pansement listérien.

28 février. — Le malade va très bien. Hier matin la température s'est élevée à 39°5 ; mais le soir elle est retombée à 37° 7. Ce matin la fièvre est peu vive T. R. 38. Pas le moindre abattement. Appétit conservé — Gonflement presque nul de la tumeur. Les pièces du pansement sont mouillées par le liquide qui continue à s'échapper insensiblement de la poche kystique. Une légère pression exercée sur la tumeur fait sortir une certaine quantité de sérosité louche et quelques bulles de gaz. On renouvelle chaque jour le pansement listérien.

29 février. — Hier la pression de la tumeur a fait sourdre quelques gouttes de pus. — La température s'est élevée le soir à 38°4. Ce matin il sort encore un peu de pus, mais il n'y a plus de fièvre ; on retire quelques crins.

Les jours suivants, on enlève aussi quelques crins, en renouvelant le pansement antiseptique. La tumeur diminue graduellement de volume. Le malade n'accuse aucun malaise.

3 mars. — Le drain est devenu borgne et ne sort plus que par l'orifice inférieur.

8 mars. — On enlève les derniers crins. En pressant fortement la tumeur on ne fait sortir qu'une très-petite quantité de pus. Pansement compressif.

14 mars. — La suppuration est presque complètement tarie, les pressions les plus énergiques exercées sur la tumeur peuvent à peine faire sourdre quelques gouttes de pus. Les orifices qui livraient passage au séton ne sont pas encore fermés. — L'état général du malade est des plus satisfaisants.

17 mars. — Ce matin la pression favorise l'écoulement d'une assez grande quantité de pus verdâtre. On se dispose à pratiquer l'aspiration ; mais les jours suivants, on

ne constate presque plus de liquide purulent dans la poche et on se contente de continuer la compression.

10 avril. — Le malade est complètement guéri, les deux orifices du séton sont cicatrisés et à peine visibles. La tumeur thyroïdienne a disparu et on retrouve à peine à sa place un tout petit noyau dur. — La peau est souple, lisse et libre de toute adhérence.

OBSERVATION X (*communiquée par M. Cordier*)

Félix S..., tisseur, âgé de 22 ans, entre à l'hôpital de la Croix-Rousse, service M. Cordier, le 23 avril 1880.

Ce jeune homme porte une tumeur thyroïdienne dont il fait remonter l'apparition à l'âge de 12 ou 13 ans.

A cette époque le malade, dont la mère est goîtreuse, habitait un village (Savoie) où le goître est endémique.

Pendant les premières années de son séjour à Lyon, la tumeur n'a guère augmenté de volume; mais vers l'âge de 17 ou 18 ans, elle a pris un accroissement rapide. Ce développement s'est fait tout entier aux dépens du lobe médian ; les lobes latéraux sont un peu hypertrophiés, mais cachés par les muscles sterno-mastoïdiens qui les recouvrent en grande partie.

Le lobe médian forme une tumeur du volume d'un œuf de poule, tumeur mal limitée au moins du côté droit où elle se continue sans ligne de démarcation avec le lobe latéral.

Au niveau de la partie moyenne, la fluctuation est assez nette pour permettre d'affirmer la présence de cavités kystiques.

Le 25 avril, après avoir fait des lotions phéniquées sur la région, on fait pénétrer suivant le grand axe de la tumeur un trocart qui permet ainsi le passage d'un gros faisceau de crins phéniqués et non huilés. Le trocart retiré, on voit s'écouler goutte à goutte le long du séton capillaire, un liquide séreux mélangé avec un peu de sang. Pansement de Lister.

Le jour de l'opération et le lendemain le malade n'accuse aucune douleur. — L'état général est excellent. La température n'a pas dépassé 37° 5.

27 avril. — On renouvelle le pansement, la tumeur s'est affaissée et la fluctuation n'existe plus ; on enlève quelques crins.

Les jours suivants, on fait tous les deux jours le pansement : il s'écoule de la poche un liquide séro-sanguinolent, mais pas de pus. — L'état général est toujours très bon. Pas de fièvre.

3 mai. — L'érythème phéniqué est si incommode que pendant la nuit le malade enlève son pansement, les crins seuls restent; néanmoins la température ne s'élève pas et le malade marche à une guérison rapide.

14 mai. — On retire les derniers crins. La tumeur a très notablement diminué. — Jamais il ne s'est écoulé du pus de la poche. — La température n'a pas atteint une seule fois 38°. Le malade quitte l'hôpital.

30 mai. — La guérison est complète : les orifices qui livraient passage au séton sont entièrement cicatrisés ; la tumeur médiane qui faisait saillie n'existe plus ; seuls les lobes latéraux présentent encore une légère hypertrophie, mais leur consistance molle, uniforme, charnue ne permet pas une intervention.

Notons, à propos de cette observation, la simplicité du traitement et l'absence complète de suppuration. Les parois de la poche étaient souples, peu épaisses, et la réunion s'est opérée par première intention.

Le malade n'a présenté à aucun moment de la fièvre ; la température n'a jamais atteint 38°.

OBSERVATION XI *(communiquée par M. D. Mollière).*

Victorine C..., domestique, 44 ans, entre le 27 avril 1880 à l'Hôtel-Dieu, salle Saint-Paul, service de M. D. Mollière.

Bonne santé habituelle. Réglée à l'âge de 16 ans, la menstruation a toujours été régulière chez cette malade.

Il y a 11 ans, elle constata pour la première fois qu'elle portait, sur le côté droit du cou, une petite tumeur molle et dépressible. Cette tumeur a, depuis son apparition, suivi un développement lent et graduel qui n'a pu être arrêté par des applications répétées de teinture d'iode et de pommade iodée. Depuis 4 ans environ la présence de cette tumeur détermine une gêne respiratoire et un peu de dysphagie. Ces troubles dyspnéiques et dysphagiques ont peu à peu augmenté d'intensité jusqu'à ce jour. La marche de la tumeur paraît d'ailleurs être plus rapide depuis 2 ans.

Actuellement la malade présente un goître très volumineux, plus gros que le poing d'un adulte ; il est situé un peu à droite de la ligne médiane. Sa surface est arrondie, lisse, mobile sous la peau. On sent une fluctuation profonde.

La tumeur envoie des prolongements derrière le sternum et au-dessous du sterno-mastoïdien en dehors duquel elle repousse la carotide primitive droite. La circonférence du cou est de 40 centimètres.

La respiration est courte, pénible et, par moments, il y a un peu de cornage.

Une piqûre pratiquée dans la tumeur avec une épingle ordinaire laisse sourdre une goutte de sérosité citrine et transparente.

29 avril. — On embroche le kyste de dehors en dedans, en se conformant, comme toujours, aux préceptes de la méthode. On passe un séton de crins assez volumineux

par lequel il s'écoule immédiatement une certaine quantité de sérosité mélangée à un peu de sang. Pansemen de Lister.

1er mai. – L'état général de la malade est excellent ; cependant elle a une fièvre assez vive : le thermomètre placé dans le rectum marque ce matin 40°. Pendant la nuit, il y a eu à plusieurs reprises une dyspnée assez accusée. On pratique l'aspiration avec l'appareil Dieulafoy. On retire de la poche deux pleines seringues d'un liquide fétide offrant une coloration brunâtre.

L'épuisement terminé, on fait dans la cavité kystique une double injection avec une solution phéniquée, et on aspire ensuite de nouveau le liquide injecté. On enlève quelques crins.

3 mai. — La malade continue à présenter une fièvre assez vive, sans accuser cependant le moindre malaise général ; l'appétit est un peu diminué. Toujours quelques légers accès de suffocation pendant la nuit. On pratique chaque matin l'épuisement de la poche et les lavages phéniqués.

5 mai.— Les liquides s'accumulent en moins grande quantité dans la cavité du kyste ; ils sont aussi beaucoup moins fétides. Aujourd'hui on ne retire que le quart de la seringue d'un liquide un peu hématique. Plus de dyspnée ni d'accès de suffocation.

La tumeur s'affaisse sensiblement. La température est encore à 40°, mais la malade ne présente pas le moindre abattement et conserve toute sa gaité. On injecte dans la poche un peu d'huile phéniquée pour augmenter le pouvoir conducteur des crins et faciliter l'écoulement des de liquis.

8 mai. — On n'aspire qu'un peu de pus sanguinolent et une certaine quantité de gaz dont la présence dans la poche a été constatée dès les premiers jours.

La température se maintient à 40°.

10 mai. — On retire ce matin quelques grammes seule-

ment d'un pus assez épais n'offrant pas la moindre coloration hématique. Le lavage phéniqué est pratiqué comme d'ordinaire. On laisse environ le quart d'une seringue de la solution phéniquée dans l'intérieur de la cavité kystique. Les parois de la tumeur qui étaient dures et résistantes deviennent molles, flasques et dépressibles. La température est descendue à 38°5. L'état général est des plus satisfaisants; l'appétit revient.

18 mai. — La suppuration est très peu abondante. Le pus est mélangé à un grand nombre de grumeaux fibrineux. La température est à peu près normale.

On ajoute, à l'aide d'un stylet, une petite mèche de crin au faisceau primitif considérablement diminué. On commence à faire chaque jour sur la tumeur de vigoureuses pressions avec la main, et on place deux blocs de coton sur les parties latérales du goître pour faire un pansement très compressif. Le volume du goître diminue d'ailleurs de jour en jour.

21 mai. — Aux divers moyens de compression déjà employés, on ajoute la compression par le sac de plomb.

26 mai. — On enlève les derniers crins. On retire tous les jours par l'aspiration une certaine quantité de pus ; mais ce dernier est moins épais, il offre une coloration grisâtre ; c'est presque de la sérosité purulente. On continue les manœuvres de malaxation et le pansement compressif.

5 juin. — Les orifices du séton sont complètement cicatrisés. La guérison est parfaite; à la vue on ne trouve pas de différence entre les deux côtés du cou. Par la palpation, on sent encore un petit noyau dur qui se ratatine de plus en plus, grâce à la compression qui est encore continuée.

11 juin. — La malade quitte l'Hôtel-Dieu. La circonférence du cou est de 34 centimètres. A la place du goître on ne constate que deux cicatrices ponctuées très peu apparentes. Peau lisse, souple, non adhérente.

OBSERVATION XII (*Communiquée par M. D. Mollière*).

Julie B..., 46 ans, mercière, entre à l'Hôtel-Dieu, le 11 mai 1880, salle Saint-Paul, n° 7, service de M. D. Mollière.

Bonne santé habituelle ; rien du côté de l'hérédité. Il y a 3 ans seulement, cette femme s'est aperçue pour la première fois qu'elle portait, au niveau du lobe droit du corps thyroïde, une petite tumeur molle, non douloureuse. Cette tumeur a, depuis cette époque, graduellement augmenté de volume ; il y a 2 mois, elle a commencé à déterminer des accidents dysphagiques et dyspnéiques qui deviennent de jour en jour plus accusés.

Actuellement on constate, sur le côté droit du cou, une tumeur offrant le volume d'un gros œuf de dinde, lisse, manifestement fluctuante à son centre. Elle n'est pas douloureuse spontanément, ni à la pression. La peau qui la recouvre est parfaitement saine et ne présente aucune trace d'inflammation. Cette tumeur envoie un prolongement derrière le sternum et un autre en arrière, vers le creux sus-claviculaire au-dessous du sterno-mastoïdien. La carotide droite bat en arrière de ce muscle. La circonférence du cou, au niveau du point le plus saillant de la tumeur, est de 38 centimètres

Une ponction exploratrice pratiquée avec un trocart capillaire donne issue à un liquide hématique, couleur chocolat.

Le lendemain de son arrivée, 12 mai, la malade est opérée sans anesthésie. On procède comme à l'ordinaire pour l'établissement du séton capillaire. Toutes les manœuvres sont exécutées sous un nuage de vapeurs phéniquées et avec toutes les précautions antiseptiques désirables.

14 mai. — Le liquide de la poche s'écoule très bien par les crins, dont on enlève une partie. La température

s'élève à 39°5. Néanmoins l'état général de la malade est très satisfaisant. Elle n'accuse pas la moindre prostration; elle a couservé tout son entrain.

- Les jours suivants, on renouvelle chaque matin le pansement antiseptique et on continue à retirer quelques crins. L'état local est parfait. Toujours un peu de fièvre, mais aucun malaise général.

17 mai. — On constate ce matin qu'une très petite quantité de pus est mélangée au liquide hématique. La fièvre est moins vive que les jours précédents ; la température oscille entre 38° et 39°.

19 mai. — Ablation des derniers crins. On commence à presser sur la tumeur pour favoriser l'évacuation de son contenu. La tumeur a sensiblement diminué de volume.

20 mai. — La malade a eu hier au soir une température de 40°. — Comme elle habite ordinairement un pays marécageux, on lui administre un gramme de sulfate de quinine. Ce matin, la fièvre est moins vive ; ₁e thermomètre placé dans le rectum marque 39°. La malade n'accuse d'ailleurs ni malaise général, ni gêne locale.

21 mai. — On pratique l'épuisement avec l'aspirateur Dieulafoy ; on retire de la poche un mélange très fétide de pus et de liquide hématique. On serre fortement le pansement listérien avec un grand nombre de tours de bande qu'on fait passer sous les aisselles. Le sulfate de quinine est continué.

On fait l'aspiration quotidienne des liquides de la poche jusqu'au 26 mai. A ce moment on ne retire plus qu'une très petite quantité de liquide hématique. On cesse toute aspiration et on se contente de pratiquer chaque matin des pressions énergiques sur la tumeur qui, d'ailleurs, disparaît progressivement. On serre toujours fortement les pièces du pansement, de manière à exercer une compression permanente sur le kyste.

30 mai. — Les pressions les plus énergiques font à peine

sortir quelques gouttes de pus. La malade a repris ses accès de fièvre, la quinine ayant été suspendue depuis plusieurs jours. Léger *subdelirium*. — 80 centigrammes de sulfate de quinine.

4 juin. — Les orifices du séton sont complètement fermés, et, à leur place, on trouve 2 cicatrices ponctuées, analogues à des cicatrices de pustules varioliques. La tumeur thyroïdienne a totalement disparu. La circonférence du cou est de 35 centimètres.

12 juin. — *Exeat.*

OBSERVATION XIII (*Communiquée par M. Mollière*).

Joseph L..., 16 ans, cultivateur, entre le 24 mai 1880 à l'Hôtel-Dieu, salle Saint-Louis, n° 31, service de M D. Mollière.

Ce jeune homme jouit d'une très bonne santé. Il présente une vigoureuse constitution. Il y a 4 ans, il a vu apparaitre, sans cause connue, une petite tumeur au niveau de la région antéro-latérale droite du cou. Cette tumeur a, depuis son début, augmenté progressivement de volume, et occasionne, depuis environ 2 mois, de la dysphagie et de la dyspnée.

Actuellement on constate en effet, sur la partie antéro-latérale droite du cou, une tumeur offrant le volume d'un poing d'adulte, lisse, non douloureuse et non renitente. La carotide droite est rejetée en arrière du sterno-mastoïdien, la trachée est légèrement déviée à droite.

28 mai. — Une ponction exploratrice vient confirmer le diagnostic de goître kystique auquel on avait songé. Il sort par la petite canule une sérosité citrine et parfaitement transparente. Les parois de la poche ne paraissent pas très épaisses.

29 mai. — Opération. — A l'extrémité inférieure de la tumeur, on plonge un bistouri à lamé très étroite ; puis

sur cette dernière on fait glisser un stylet dont le chas porte un faisceau de crins assez volumineux. L'orifice supérieur est facilement pratiqué sur l'extrémité du stylet qu'on fait saillir. Toutes ces manœuvres sont exécutées, comme d'habitude, sous un nuage antiseptique. Aussitôt le séton capillaire en place, le liquide de la poche commence à s'écouler par capillarité le long des crins. — Pansement listérien.

Pendant les premiers jours qui suivent l'opération, on se contente de renouveler chaque matin le pansement antiseptique. La tumeur s'affaisse progressivement par le fait de l'évacuation graduelle du contenu de la poche. Il ne survient pas le moindre gonflement au niveau du cou. L'état général du malade est parfait; un peu de fièvre ; la température oscille autour de 39°.

4 juin. — Le pus commence à paraître dans les pièces de pansement. On retire chaque jour quelques crins.

6 juin.—On pratique pour la première fois l'épuisement de la poche avec l'aspirateur Dieulafoy. On retire environ 50 grammes d'un pus blanchâtre, épais, contenant des grumeaux fibrineux. On fait à la suite de l'épuisement un lavage phéniqué de la cavité kystique, laquelle s'étend très profondément, puisque le trocart de l'appareil plonge dans son intérieur jsqu'à la garde.

Les jours suivants, on continue à faire l'épuisement de la poche et les irrigations phéniquées. L'état du malade est toujours très satisfaisant. Il se lève dans la journée, mange avec appétit et conserve toute sa gaieté. La fièvre est peu accusée. La température oscille entre 38° et 39°.

13 juin. — On enlève ce qui reste de la mèche de crins.

14 juin. — Pour faciliter l'accolement des parois, on place chaque jour sur la tumeur un sac de plomb qui est laissé pendant une heure et auquel on substitue ensuite un pansement listérien compressif.

19 juin. — Depuis l'ablation totale du séton capillaire,

la suppuration ne semble pas diminuer : chaque matin on trouve accumulée dans la cavité kystique une assez grande quantité de pus ; on fait pénétrer de nouveau dans la poche un petit drain capillaire borgne ; on l'introduit par l'orifice inférieur, car le supérieur est déjà cicatrisé.

20 juin. — Ce matin, le pus retiré par aspiration est mélangé à une certaine quantité de petits caillots sanguins, dont la présence dans la poche paraît due aux manœuvres pratiquées hier pour l'introduction du drain borgne.

25 juin.—Le pus est toujours un peu hématique; il contient encore quelques petits caillots noirâtres ; d'ailleurs la suppuration diminue sensiblement depuis quelques jours; on ne trouve ce matin accumulés dans la poche que quelques grammes de liquide. Le drain borgne placé le 19 a été enlevé le 23. L'état général du jeune opéré est toujours excellent ; mais la température qui était restée normale pendant plusieurs jours est remontée ce matin à 39°2.

30 juin. — La suppuration est à peu près complètement tarie. Depuis plusieurs jours on ne fait plus de lavages phéniqués de la cavité kystique. On continue à pratiquer l'aspiration, mais on ne retire qu'une très faible quantité de liquide purulent. Les oscillations thermométriques prennent le type tierce.—On administre 60 centigrammes de sulfate de quinine.

8 juillet. — Le liquide qu'on retire de la poche est séreux : la cavité se rétrécit chaque jour. Le trocart qui y pénétrait tout entier au début peut à peine y être enfoncé jusqu'au milieu de sa tige. Par la palpation, on ne trouve plus qu'un noyau peu volumineux et dur, constitué par les parois de la poche. La température est à 37°5.

13 juillet. — Depuis 2 ou 3 jours, il ne sort plus rien de la cavité kystique. Ce matin on constate que l'orifice inférieur est à son tour cicatrisé.

19 juillet. — Les deux ouvertures qui livraient passage

au séton sont remplacées par deux cicatrices ponctuées à peine visibles. La tumeur thyroïdienne a complètement disparu. C'est à peine si on sent encore un tout petit noyau induré qui se ratatine de plus en plus. La peau est parfaitement saine, souple, et ne présente pas la moindre adhérence.

Le malade est présenté par M. Badolle à la Société des Sciences médicales.

OBSERVATION XIV (*communiquée par M. D. Molière*).

Joséphine Ch..., cuisinière, 25 ans, entre à l'Hôtel-Dieu, le 4 juin 1880, service de M. D. Mollière.

Pas d'antécédents pathologiques ou héréditaires. Cette jeune fille, qui a toujours joui d'une parfaite santé, a remarqué, il y a 6 mois seulement, qu'elle avait au cou une petite tumeur dure, indolore, dissimulée la plupart du temps derrière la fourchette sternale, mais faisant au-dessus de cette dernière une saillie assez prononcée pendant les mouvements de déglutition. Cette tumeur a progressivement augmenté de volume pendant 4 mois sans déterminer chez la malade la moindre incommodité. Mais pendant ces deux derniers mois, il est survenu de la dysphagie et de la dyspnée. Ces deux symptômes fonctionnels sont devenus de plus en plus accusés à mesure que la tumeur a elle-même augmenté de volume.

Au moment où la malade entre à l'hôpital, la tumeur est profondément cachée derrière le sternum et ne peut être diagnostiquée par la vue.

Si on recommande à la malade de faire des mouvements de déglutition, on la voit alors apparaître au-dessus de la fourchette sternale, car elle suit parfaitement les mouvements du larynx. En plongeant le doigt derrière le sternum on sent très nettement la tumeur qui paraît avoir le volume d'une mandarine. Elle est dure, lisse, arrondie, rénitente. On songe immédiatement à un goître kystique.

Une ponction exploratrice pratiquée quelques jours après avec un trocart capillaire vient confirmer le diagnostic. On retire un liquide hématique couleur chocolat.

13 juin. — La malade est opérée sans anesthésie par le procédé de M. D. Mollière. On saisit la tumeur pendant un mouvement de déglutition et on la fait saillir au-dessus de la fourchette sternale. Le chirurgien plonge alors son bistouri jusque dans la cavité kystique, à travers des parois fort épaisses. Il fait ensuite glisser sur la lame de l'instrument tranchant le stylet armé d'une mèche de crins La seconde ouverture est pratiquée sur un point diamétralement opposé, l'extrémité du stylet servant de guide. Aussitôt après l'opération, on voit le liquide kystique suinter goutte à goutte le long des crins.

Pansement antiseptique.

16 juin. — La suppuration n'est pas encore établie. Il s'écoule maintenant fort peu de liquide par les crins. Pas de tuméfaction locale, ni de dyspnée. La malade est aussi gaie qu'avant l'opération. Fièvre très modérée. Appétit conservé.

17 juin. — Ce matin la pression de la tumeur fait sourdre quelques gouttes de pus ; on enlève quelques crins et on prend toujours les plus grandes précautions antiseptiques.

20 juin. — On retire les derniers crins. Très peu de pus. Chaque matin on presse fortement sur la tumeur avec les doigts. Pansement listérien compressif. Un peu d'adénite sous-maxillaire.

25 juin. — On tente une aspiration avec l'appareil Dieuafoy ; mais on ne retire rien.

6 juillet. — Grâce au pansement compressif, le pus s'écoule à mesure qu'il se forme et ne s'accumule pas du tout dans la poche. L'ouverture inférieure du séton semble se fermer.

10 juillet. — L'orifice inférieur est cicatrisé ; la tumeur a presque complètement disparu.

25 juillet. — L'orifice supérieur est à son tour cicatrisé. La guérison est complète. On ne sent plus, en glissant le doigt derrière le sternum, qu'un très petit noyau induré. La malade n'accuse plus ni dysphagie, ni dyspnée. Son état général est resté excellent pendant tout le cours du traitement. Les deux petites cicatrices sont à peine perceptibles.

OBSERVATION XV (*communiquée par notre ami Bourgin externe des hôpitaux.*)

Joseph-Louis..., tisseur, 24 ans, entre à l'hôpital de la Croix-Rousse le 1ᵉʳ juillet 1880, salle St-Eucher, nº 10, service de M. Vincent.

Pas d'antécédents héréditaires ni pathologiques. Ce jeune homme raconte qu'à l'âge de 12 ans, il est entré à la Charité pour une affection semblable à celle qu'il présente. Il fut à cette époque traité par M. Delore qui employa le canquoin pour détruire le goître.

Le traitement dura trois mois environ.

Pendant un an et demi ou deux ans après sa sortie de la Charité, le jeune malade se crut complètement débarrassé ; mais au bout de ce temps la tumeur thyroïdienne commença à reparaître au même point que précédemment ; elle a peu à peu augmenté de volume jusqu'à ce jour.

Elle se présente actuellement sur la partie médiane du cou, offrant la grosseur d'une orange de 24 centimètres de circonférence. La circonférence du cou au niveau de la tumeur est de 44 centimètres. Le malade qui a pratiqué la même mensuration, il y a un an environ, constate une augmentation de 2 à 3 centimètres.

La tumeur est bilobée, le lobe droit étant sensiblement plus développé que le gauche. A la surface du goître, on aperçoit une cicatrice horizontale produite par la première opération. La fluctuation est manifeste. Pas de troubles fonctionnels bien accusés.

13 juillet. — Avec un trocart capillaire, on fait une ponction exploratrice et on retire un liquide légèrement hématique.

On procède, aussitôt après, à l'opération. On traverse le kyste de bas en haut avec un trocart courbe ; on introduit un faisceau de crins dans la canule qu'on enlève ensuite. Pansement listérien.

16 juillet. — L'état général du malade est très bon. La fièvre est modérée ; la température oscille autour de 39°.

Localement on constate que le liquide s'écoule insensiblement le long des crins et que la tumeur commence à s'affaisser.

20 juillet. — Le pus commence à paraître dans les pièces de pansement. L'état général est toujours bon ; cependant la température oscille encore autour de 39°.

29 juillet. — On pratique pour la première fois l'épuisement de la poche avec l'aspirateur Dieulafoy. On retire un liquide chocolat très fétide et mélangé à quelques gaz. Lavage phéniqué ; on laisse un peu de la solution dans la cavité kystique.

30 juillet. — On constate, avec l'acide azotique, que l'urine présente la réaction de l'acide phénique. La température qui, avant l'aspiration, était à 39° est tombée à 37°5. On renouvelle chaque jour l'épuisement de la poche et les irrigations phéniquées, en ayant soin de retirer jusqu'à la dernière goutte la solution antiseptique.

31 juillet. — Le goître commence à diminuer de volume. Le liquide sort bien par le séton, et, en pressant, on le fait sourdre toujours en plus grande abondance par l'orifice supérieur ; il est rougeâtre-brun et n'a pas l'odeur fétide des jours précédents. État général bon. La température est toujours au-dessous de 38°.

3 août. — On fait l'aspiration, mais pas de lavage. La tumeur diminue très sensiblement. Compression avec un plaque de plomb. On retire de temps à autre quelques crins.

7 août. — La circonférence du cou est de 40 centim. 1/2. On continue l'aspiration et les lavages.

16 août. — On panse le malade tous les deux jours.

21 août. — On n'a pas fait de pansement depuis 3 jours.

26 août. — Le malade a repris un peu de fièvre, la langue est blanchâtre. Sensation douloureuse au niveau de la poche. Celle-ci renferme un liquide brunâtre, fétide. On constate à la partie inférieure du goître, un peu en dehors de l'orifice le plus déclive du séton, un point rouge et fluctuant.

Une sonde cannelée introduite par l'ouverture supérieure vient sans peine faire saillie sous la peau au niveau du point fluctuant. On pratique une contre-ouverture.

28 août. — Le pus a perdu sa fétidité. Il s'écoule en partie par le séton, en partie par la fistule. Etat général, excellent. Plus de fièvre.

2 septembre. — Le goître diminue de plus en plus de volume. Circonférence du cou, 37 c. 5. Le malade prend de l'embonpoint.

A partir de ce moment, on renouvelle les pansements d'une manière irrégulière ; le malade est en pleine convalescence. La poche se ratatine de plus en plus. On enlève les derniers crins vers le 6 septembre.

15 octobre. — Le malade quitte l'hôpital. Les orifices qui livraient passage au séton sont fermés. La fistule, établie spontanément, persiste encore et laisse suinter quelques gouttes de liquide. En introduisant un stylet par ce trajet fistuleux, on arrive sur un fragment calcaire des parois kystiques. La tumeur a presque complètement disparu. Le malade a notablement engraissé.

Quelques jours après son départ, le malade vient à la consultation gratuite. A ce moment, la guérison est complète. Plus d'orifice fistuleux. Il reste encore une coque dure formée par le ratatinement des parois de la poche, et faisant à peine saillie.

Nous avons à relever plusieurs faits intéressants dans l'observation de ce malade qui était porteur d'un goître très volumineux, à parois épaisses et calcaires. Dans son enfance il avait présenté la même affection et avait été traité par les caustiques. Il a donc pu nous communiquer ses impressions sur chacune des deux opérations qu'il a subies, à 12 ans d'intervalle.

Il n'a jamais hésité à déclarer que le traitement institué à la Croix-Rousse était, à tous les points de vue, infiniment préférable à celui qui avait été fait à la Charité. Outre qu'il était beaucoup moins douloureux, il ne déterminait pas ce malaise général très prononcé que le jeune malade avait ressenti, lors de sa première opération.

Nous n'agiterons pas ici la question de savoir si le kyste, opéré en 1868 par M. Delore, s'est reformé et a donné lieu à une récidive, ou si le goître pour lequel le malade vient réclamer des soins à l'hôpital de la Croix-Rousse est indépendant du premier et s'est développé dans une partie voisine du corps thyroïde. Nous croyons d'ailleurs que c'est là un problème difficile à résoudre.

Mais un fait que met parfaitement en lumière l'histoire de ce malade, c'est l'utilité de l'aspiration quotidienne des liquides de la poche.

Jusqu'au 29 juillet, l'épuisement de la cavité kystique n'est pas pratiqué, et la température se maintient à 39°. A ce moment on aspire pour la première fois les liquides et les gaz contenus dans la poche, et la température descend immédiatement à 37°5 pour ne plus remonter au-dessus de 38°, car l'aspiration à partir de ce jour est pratiquée assez régulièrement pendant une certaine période. Mais du 16 au 26 août on ne renouvelle le pansement et l'aspiration que tous les deux ou trois jours. Les liquides s'accumulent alors dans l'intérieur du kyste et cherchent à se frayer une voie pour s'écouler librement à l'extérieur. Bientôt il s'téablit une fistule que nous avons signalée et par laquelle l'évacuation des liquides de la poche se fait désormais en grande partie.

L'établissement spontané de cette fistule montre bien la nécessité de pratiquer l'*épuisement* d'une manière très régulière, au moins lorsque la suppuration est abondante, le pus épais et grumeleux, comme chez le malade de M. Vincent. Dans ces conditions, en effet, le drain capillaire, nous l'avons dit, ne favorise que très incomplètement l'issue des liquides accumulés dans la poche et il faut veiller à l'évacuation de cette dernière par d'autres moyens, si on veut se mettre à l'abri des accidents.

OBSERVATION XVI *(communiquée par M. D. Mollière).*

Pierre P..., 31 ans, journalier, entre le 27 juillet 1880, salle Saint–Louis, n° 17, service de M. D. Mollière.

Pas d'antécédents héréditaires ni pathologiques. Bonne santé habituelle. Vigoureuse constitution.

Ce malade entre à l'Hôtel–Dieu pour une tumeur cervicale très volumineuse dont le début remonte à 7 ans, et qui a grossi progressivement depuis cette époque.

Actuellement cette tumeur occupe les régions sus et sous–thyroïdiennes du côté gauche; elle présente à peu près le volume de deux poings d'adulte.

Elle est mobile sur la peau et les parties profondes, elle est arrondie ; parfaitement lisse et fait surtout saillie à l'extérieur.

Les parois paraissent assez épaisses ; cependant la fluctuation est manifeste.

Pas de troubles fonctionnels.

On pratique une ponction exploratrice avec un trocart capillaire; on voit s'écouler par la canule un liquide noirâtre, fortement hématique.

29 juillet. — On fait traverser la tumeur de haut en bas et de dehors en dedans par un faisceau de crins assez gros. Les manœuvres sont exécutées comme à l'ordinaire et ne présentent rien de particulier. Pansement listérien.

30 juillet. — Les mouvements du malade ont fait glisser le drain qui est devenu borgne. Il est sorti depuis hier une grande quantité de liquide.

Gonflement très modéré de la région cervicale.

Etat général excellent. Peu de fièvre.

1er août. — Aspiration, avec l'appareil Dieulafoy, d'une grande quantité de liquide hématique contenu dans la poche. Lavage phéniqué.

Le malade n'accuse aucun malaise général. La température est peu élevée. Le liquide commence à prendre une teinte grisâtre, prélude d'une suppuration prochaine.

3 août. — On traverse la poche avec un stylet pour replacer le drain capillaire.

On pratique, ainsi que les jours suivants, l'épuisement de la poche et les lavages phéniqués.

Les parois du kyste sont plus dures, plus rigides et plus épaisses qu'elles ne semblaient de prime-abord. La suppuration commence à s'établir.

12 août. — Le pus s'écoule en assez grande quantité par le séton capillaire, on en retire encore chaque matin une pleine seringue.

La tumeur s'affaisse sensiblement.

23 août. — La suppuration est toujours abondante. Les parois kystiques sont décidément très rigides ; elles contiennent des dépôts calcaires dont on détache des fragments en pratiquant des irrigations dans la cavité de la poche.

L'état général du malade ne paraît pas souffrir de cette

suppuration abondante. Plus de fièvre. Appétit excellent.

On commence à faire de la compression sur la tumeur avec des blocs de coton placés sur les parties latérales et maintenus par un bandage serré.

8 septembre. — La suppuration diminue ; mais les parois kystiques ont de la peine à s'affaisser.

20 septembre. — On retire ce qui reste du faisceau de crins. La tumeur est réduite au tiers de son volume. On continue à faire l'épuisement et la compression.

30 septembre. — L'orifice supérieur du séton est cicatrisé ; l'inférieur livre encore passage à quelques gouttes de pus. La tumeur est très notablement affaissée ; elle offre à peu près le volume d'un œuf de poule.

Le malade demande à sortir et ne veut, malgré les plus vives exhortations, prolonger son séjour à l'hôpital.

Nous avons eu tout récemment des nouvelles de Pierre P..., et nous avons appris avec satisfaction qu'il était complétement guéri. La fistule qui persistait, au moment de son départ, est cicatrisée, il ne reste plus, à la place de l'énorme goître, qu'un noyau dur, présentant le volume d'un petit œuf de pigeon et devenant de jour en jour moins apparent.

OBSERVATION XVII *(communiquée par notre collègue P. Petit.*

Jean-Marie M..., 22 ans, cultivateur, entre le 26 septembre 1880 salle Saint-Louis, n° 54, service de M. D. Mollière.

Bonne santé habituelle, — quelques accidents scrofuleux dans l'enfance. — Pas de goîtres dans la famille.

Il y a environ 15 mois, ce jeune homme s'est aperçu qu'il portait sur la partie droite et antérieure du cou une grosseur du volume d'une amande.

Cette tumeur s'est accrue progressivement, malgré les applications de pommade iodée.

Actuellement, elle présente le volume d'une petite orange, siège à droite de la ligne médiane; son grand axe est dirigé de haut en bas et de dehors en dedans ; elle remonte en haut jusqu'au cartilage thyroïde et descend en bas jusqu'à la clavicule.

Elle est située profondément au-dessous du sterno-mastoïdien qui la recouvre complètement, elle est appliquée contre la carotide dont elle reçoit les impulsions. Les battements de la tumeur sont si accusés, qu'elle a été prise pour un anévrysme par un praticien expérimenté. Elle est d'ailleurs assez mobile, et suit parfaitement le larynx dans les mouvements de déglutition. — On ne trouve pas de fluctuation manifeste, mais une rénitence bien marquée.

Pas de troubles fonctionnels, sauf un léger enrouement de la voix.

La circonférence du cou au niveau de la tumeur est de 42 centimètres.

Une ponction exploratrice lève tous les doutes et laisse écouler un liquide citrin transparent.

7 octobre. — On place, suivant le procédé ordinaire, un séton capillaire qui traverse le kyste de haut en bas et de dehors en dedans. — Pansement listérien.

13 octobre. — Le liquide la poche s'est écoulé insensiblement les premiers jours, il sort maintenant de la cavité kystique une sérosité louche. — Pas de gonflement de la région cervicale. Pas de dysphagie, ni de dyspnée. — L'état général est excellent. La fièvre est peu intense ; la température oscille entre 38° et 39°; elle n'a atteint que deux fois ce dernier chiffre.

Involontairement on tire sur l'extrémité inférieure du faisceau de crins et on rend le drain borgne.

15 octobre. — Les liquides qui se forment dans la poche sont si peu abondants, qu'on se croit autorisé à enlever

les derniers crins. — La tumeur s'est déjà sensiblement affaissée.

Pas le moindre malaise général. Appétit conservé.

17 octobre. — Le malade tousse depuis hier, il a dans la poitrine quelques râles de bronchite. La température s'est élevée à 39°8.

On pratique l'épuisement de la poche avec l'appareil Dieulafoy et on fait ensuite un lavage phéniqué.

21 octobre. — La suppuration est assez abondante depuis quelques jours, on pratique régulièrement l'aspiration et les irrigations phéniquées. — On exerce en outre des pressions énergiques sur la tumeur qui est un peu plus tendue et plus douloureuse.

On retire ce matin plusieurs grumeaux fibrineux présentant le volume d'un pois. La température est à 38°4.

24 octobre. — La suppuration est beaucoup moins abondante depuis l'expulsion des [grumeaux ; la tumeur diminue chaque jour. — Température normale.

29 octobre. La suppuration est terminée. C'est à peine si, par pression, on fait sourdre une gouttelette de sérosité louche. Pansement un peu compressif.

10 novembre. — Les deux orifices du séton sont complètement cicatrisés. La tumeur n'est plus apparente à l'œil, mais on sent encore profondément un noyau dur, mobile, constitué par les parois de la poche.

La circonférence du cou ne mesure plus que 38 centimètres.

La peau est parfaitement intacte.

Nous devons faire remarquer que, chez ce malade, le goître était très profond et qu'il était complètement caché au-dessous du sterno-mastoïdien. L'intervention par les caustiques aurait donc été dans ce cas tout-à-fait impossible.

OBSERVATION XVIII (*communiquée par notre collègue Vesselle.*)

Rose F...., 20 ans, domestique, entre à l'Hôtel-Dieu, le 30 septembre 1880, salle St-Paul, n° 11, service de M. D. Mollière.

Cette jeune fille a toujours joui d'une excellente santé. Pas d'antécédents héréditaires.

Il y a environ 2 ans 1/2, elle s'est aperçue pour la première fois que son cou devenait un peu plus gros à gauche qu'à droite. Cette tuméfaction est devenue de jour en jour plus accusée, mais n'a jamais déterminé aucun trouble fonctionnel. La malade raconte cependant que les émotions et les contrariétés faisaient un peu augmenter le volume de la tumeur.

Actuellement cette dernière a la grosseur d'un œuf de dinde ; elle siège un peu à gauche de la ligne médiane. — Son grand axe est obliquement dirigé de haut en bas et de dehors en dedans. Cette tumeur est assez mobile ; elle est située profondément au-dessous du bord interne du sterno-mastoïdien. La peau qui la recouvre est saine, non adhérente. Pas de fluctuation, mais rénitence bien marquée.

Le 6 octobre. — On fait une ponction exploratrice avec l'aiguille capillaire de l'appareil Potain. Il sort par la petite canule un liquide rouge vermeil, rutilant, tout à fait semblable au sang artériel.

Séance tenante, l'opération est pratiquée d'après le procédé ordinaire. On fait traverser le kyste par une mèche de crins ; on voit suinter par ces derniers le liquide hématique contenu dans la poche. — Pansement listérien.

7 octobre. — L'état général de la malade est excellent ; la fièvre est peu accusée. T. R. 38°5.

Au point de vue local, on ne constate qu'une tuméfaction très modérée de la région cervicale. La malade accuse un peu de dysphagie, mais pas la moindre dyspnée. Il s'écoule peu de liquide par le séton capillaire.

8 octobre. — Le soir, la malade se plaint d'une violente céphalalgie, qu'elle éprouvait d'ailleurs avant l'opération. — La fièvre est plus vive qu'hier. La température a atteint 40° ce matin. Néanmoins la malade ne ressent aucun abattement et conserve son entrain habituel. — La dysphagie diminue. Epietaxis.

12 octobre. — La tumeur commence à diminuer sensiblement de volume et la suppuration à s'établir. L'écoulement des liquides se fait assez bien par le faisceau de crins. — On complète l'évacuation du contenu de la poche par des pressions exercées chaque matin sur la tumeur.

L'état général est toujours très satisfaisant. La fièvre a diminué. La température oscille autour de 38°.

Le dysphagie est très peu marquée.

20 octobre. — Plus de dysphagie. — Le kyste diminue progressivement de volume. La suppuration est peu abondante et ne nécessite pas l'aspiration.

27 octobre. — On retire les derniers crins, et on se contente de presser chaque matin la coque kystique pour favoriser l'issue, de liquides contenus d ailleurs en petite quantité dans l'intérieur même de la poche.

9 novembre. — Les deux ouvertures qui livraient passage au séton capillaire sont complètement oblitérées. — Il ne reste plus de la tumeur qu'un noyau dur présentant le volume d'une amande et se ratatinant de plus en plus.

15 novembre. - La guérison est parfaite. On ne trouve à la place du goître que deux petites cicatrices à peine visibles. La peau est parfaitement souple, mobile. Le cou a sa forme normale.

CONCLUSIONS

De ce qui précède, nous croyons pouvoir tirer les conclusions suivantes :

1° Les diverses méthodes successivement adoptées pour le traitement des kystes thyroïdiens, exposent toutes à des dangers sérieux.

2° Le drainage capillaire présente au contraire l'innocuité la plus absolue.

3° Ce dernier procédé offre encore l'avantage d'être très peu douloureux et de ne laisser après la guérison aucune cicatrice apparente.

QUESTIONS

Anatomie générale et histologie. — Des épithé liums et de leurs variétés.

Physiologie. — Lymphe. — Circulation lymphatique.

Physique. — Théorie des sensations auditives et des phénomènes acoustiques qui prennent naissance dans l'organisme humain.

Chimie. — Composés oxygénés et sulfures. De l'antimoine.

Zoologie et anatomie comparée. — Du tœnia mediocanellata. Ses transformations et ses migrations.

Matière médicale et botanique. — Décrire les diverses sortes de gommes. Ovaire. Sa nature, ses parties, sa position par rapport aux autres organes de la fleur.

Pathologie externe. — Des abcès par congestion.

Pathologie interne. — Thrombose et embolie.

Thérapeutique. — Ether sulfurique.

Hygiène. — Du mal des montagnes et du mal des aéronautes.

Accouchements. — Antéversion et antéflexion de l'utérus pendant le travail.

Pathologie générale -- De la contagion et de l'infection.

Ophthalmologie. — Des lésions anatomiques de la scléro-choroïdite postérieure.

Médecine opératoire. — Des indications et des contre-indications des amputations en général.

Anatomie. — De l'oreille moyenne.

Maladies cutanées et syphilitiques. — De la stomatite mercurielle.

Anatomie pathologique. — Des lésions dites tuberculeuses.

Médecine légale. — Distinguer les blessures faites pendant la vie de celles qui ont été produites après la mort.

Médecine expérimentale et comparée. — Comparaison de la septicémie chirurgicale et des maladies analogues produites expérimentalement chez les animaux.

Clinique médicale. — Des terminaisons des pneumonies. Valeur clinique des bruits de souffle extra-cardiaques.

Clinique chirurgicale. — De l'ablation sous-périostée du calcanéum ; indications et résultats au point de vue du fonctionnement du pied. Des plaies pénétrantes de poitrine.

Permis d'imprimer :
LE PRÉSIDENT DE LA THÈSE,
BERNE.

Vu bon à imprimer :
LE DOYEN,
LORTET.

Vu et permis d'imprimer :
LE RECTEUR,
EM. CHARLES.

LYON. — IMPRIMERIE STORCK, RUE DE L'HÔTEL-DE-VILLE, 78.

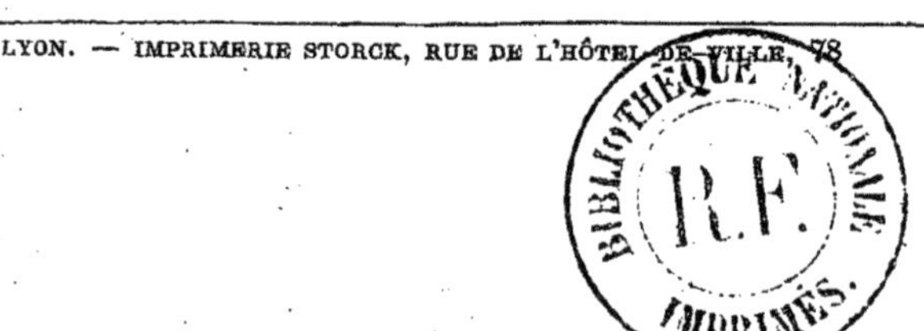

DU MÊME AUTEUR

NOTE SUR UN CAS DE CHORÉE SÉNILE. (In Lyon-médical, — juin 1877).

OBSERVATION DE KYSTE SYNOVIAL DU POIGNET, TRAITÉ PAR LE DRAINAGE CAPILLAIRE. (In Gazette des Hôpitaux, — avril 1879).

NOTE SUR UN CAS DE TUMEURS MULTIPLES DU POUMON, DU TESTICULE DU CERVEAU. — MONOPLÉGIE BRANCHIALE DROITE. (In Lyon-médical, — juin 1880).

NOTE SUR DEUX CAS DE CHORÉE TRAITÉS PAR L'AIMANT. (In Lyon-médical, avril 1880.)

NOTE SUR UN CAS DE RAGE HUMAINE A LONGUE INCUBATION. (sera lue à l'Académie de Médecine.